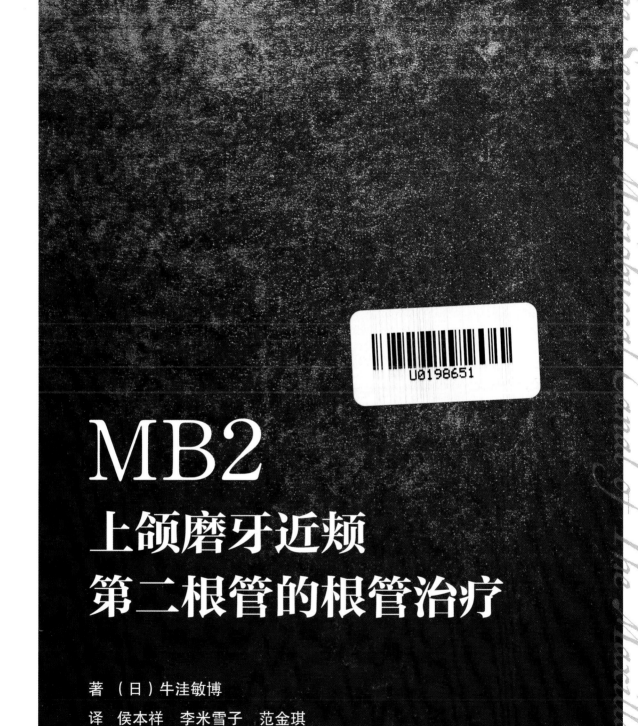

MB2
上颌磨牙近颊第二根管的根管治疗

著 （日）牛洼敏博

译 侯本祥 李米雪子 范金琪

北方联合出版传媒（集团）股份有限公司

辽宁科学技术出版社

沈 阳

图文编辑

杨 帆 刘 娜 张 浩 刘玉卿 肖 艳 刘 菲 康 鹤 王静雅 纪凤薇 杨 洋

Endodontics on the Second Mesiobuccal Canal of the Maxillary Molar

By USHIKUBO Toshihiro

Copyright © 2020 Ishiyaku Publishers, Inc. Tokyo, Japan.

All rights reserved.

First original Japanese edition published by Ishiyaku Publishers, Inc. Tokyo, Japan.

Chinese (in simplified character only) translation rights arranged with Ishiyaku Publishers, Inc. Tokyo, Japan.

Through CREEK & RIVER Co., Ltd. and CREEK & RIVER SHANGHAI Co., Ltd.

©2023，辽宁科学技术出版社。

著作权合同登记号：06-2022第18号。

图书在版编目（CIP）数据

　　MB2：上颌磨牙近颊第二根管的根管治疗 /（日）牛洼敏博著；侯本祥，李米雪子，范金琪译. — 沈阳：辽宁科学技术出版社，2023.10

　　ISBN 978-7-5591-3136-2

　　Ⅰ.①M… Ⅱ.①牛… ②侯… ③李… ④范… Ⅲ.①牙髓病—根管疗法 Ⅳ.①R781.305

　　中国国家版本馆CIP数据核字（2023）第149751号

出版发行：辽宁科学技术出版社
　　　　　（地址：沈阳市和平区十一纬路25号　邮编：110003）
印 刷 者：深圳市福圣印刷有限公司
经 销 者：各地新华书店
幅面尺寸：210mm×285mm
印　　张：4.5
字　　数：90千字
出版时间：2023年10月第1版
印刷时间：2023年10月第1次印刷
策划编辑：陈 刚
责任编辑：张丹婷　殷 欣
封面设计：袁 舒
版式设计：袁 舒
责任校对：李 霞

书　　号：ISBN 978-7-5591-3136-2
定　　价：98.00元

投稿热线：024-23280336
邮购热线：024-23280336
E-mail:cycloncchcn@126.com
http://www.lnkj.com.cn

译者序

根管治疗是公认的治疗牙髓病和根尖周病变最有效的方法，得到了大量的临床病例的验证。随着根管形态学研究的进步，越来越多的学者开始关注根管解剖形态对根管治疗临床效果的影响。伴随着CBCT、显微镜在口腔临床治疗中的广泛应用，口腔医生逐渐认识到以对上颌磨牙近颊第二根管（MB2）的识别和处理为中心的复杂根管治疗在临床上的重要性。

以MB2为讨论对象的专著非常少见。本书对MB2从解剖形态到临床处理方法（包括非手术治疗和手术治疗）进行了详细的介绍。非常适合牙体牙髓病专科医生、研究生和规培生学习，有助于提高对磨牙根管解剖的认识，并对提升MB2的处理技能有所帮助。

感谢辽宁科学技术出版社陈刚先生的信任和支持。由于译者水平有限，疏漏之处在所难免，敬请读者批评、指正。

侯本祥　李米雪子　范金琪

2023年3月

前言

　　磨牙的根管治疗受开口度、器械操作性能等影响，加之复杂的解剖学形态等导致治疗困难。特别是上颌磨牙近颊第二根管（MB2），在临床诊疗过程中经常产生一些疑问，例如"有没有近颊第二根管（MB2）？""怎么找不到呀？"，或者"MB1和MB2都进行了治疗，为什么根尖周病变还是不能治愈？"

也就是说，MB2的临床治疗难度很高。

然而，随着显微镜的普及，以及CBCT在临床检查和诊断中的应用，现今的牙髓治疗水平有了显著提高，为临床治疗带来了全新的变革。

针对MB2的特点和治疗方法，本书就如何利用现有的设备及器械进行处置做了总结。

如果广大口腔医生能从中获得些许帮助，我将非常荣幸。

牛洼敏博

2020年6月

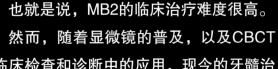

上颌磨牙近颊第二根管的根管治疗

The Second Mesiobuccal Canal of The Maxillary Molar

目录

1 MB2的形态特征

　　上颌磨牙的近颊根，一直是临床研究和体外研究的重点关注对象，研究涉及解剖特点、根管形态及MB2的发现率等。特别对于MB2，其形态特征因人种、年龄及性别的不同而不同。实验中常用的研究方法有切削标本、透明标本、牙片、微焦点CT（Micro Computed Tomography）和SEM（Scanning Electron Microscopy）等。其中，微焦点CT在根管内部形态观测方面精确度很高，但只适用于体外研究，不适用于体内研究。CBCT可以呈现牙齿组织和牙周组织的三维形态，可应用于临床诊断和制订治疗计划，特别适用于根管治疗领域。

1 近颊根内MB2的特征

　　上颌磨牙的近颊根的形态是扁平的，根管内解剖结构复杂，特别是常见MB1和MB2双根管的情况。然而，MB2根管口裸眼下不易被发现，即使使用放大设备有时也不能确定MB2是否存在。Vertucci[1]认为MB2疏通困难的原因是根管口处存在牙本质领的遮挡，且根管开口向近颊侧方向倾斜，因此根管入口处可能存在1~2个急弯（图1）。当近颊根存在双根管时，MB1和MB2的根尖部合并的情况最多见（Weine分型中的Ⅱ型），两者根尖部独立的情况次之（Weine分型中的Ⅲ型）（图2）[2]。此时，对MB1来说，MB2相对于冠部偏远中侧，相对于根尖部偏近中舌侧，且根管近中侧的牙体组

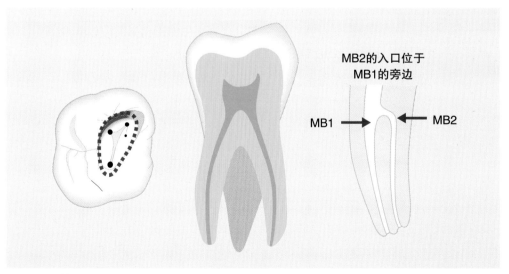

MB2的入口位于
MB1的旁边

MB1 →　　← MB2

图1　MB2的特征图
要点：根管口有牙本质领遮挡，根管开口向近颊方向倾斜，根管入口处可能存在1~2个急弯。

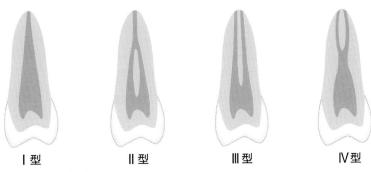

Ⅰ型　　　　　　Ⅱ型　　　　　　Ⅲ型　　　　　　Ⅳ型

图2　Weine分型

Ⅰ型：1个根管口，根尖部1个开口。
Ⅱ型：2个根管口，根尖部合并为1个开口。
Ⅲ型：2个根管口，根尖部也是2个开口。
Ⅳ型：1个根管口，根尖部2个开口。

织比远中侧的牙体组织薄[2]。另外，有时可以在MB2和MB1之间看到峡部，在对这两个根管及峡部进行根管预备后，有时会形成一个扁根管。除此之外，近颊根的增龄性变化将会导致根管形态的逐渐改变。钙化发生在近远中，从舌侧向颊侧缓慢进展，最终根管位于中心偏颊侧的位置，MB2根管也会因为钙化而消失[3]。当然，还存在这样的可能，如果根管太过于细窄，比现有最小的#06锉还要细，那么即使MB2根管存在，现有的治疗技术下也无法疏通该根管。

2　CBCT应用前MB2的相关研究

研究表明，在不使用放大设备时，MB2的检出率为18.2%，使用显微镜后为57.4%[4]。也有研究指出，MB2的检出率，裸眼下为51%，使用显微镜上升至82%[5]。还有研究表明，使用放大镜后高达41.3%，MB2的检出率在使用显微镜后为93.7%[6]。根据上述研究结论，使用放大和照明设备更容易找到MB2。然而，需要注意的是，体外研究和临床研究的样本来源不同，其MB2的检出率也存在差别。上颌第二磨牙MB2的检出率为60%[7]。关于上颌第一磨牙MB2的检出率，汇总8400例研究数据后得出[8]：实验室研究结果为60.5%，临床研究结果为54.7%。

迄今为止，也有报告显示MB2根管的发现率没有80%～90%这么高，差异可能是由于定义不同，因而解释和结果不同。也可能由于研究方法不同，临床研究中样本来源为需要根管治疗的患牙，这就与体外研究的样本来源差异很大。除此之外，还可能是因为随着年龄的增长，钙化加重，MB2和MB1融合而无法探查，故而结果不同。另外，不同的研究方法和研究对象，结果也会不同。Weine等[9]的研究显示，日本人上颌第一磨牙中，发现54.6%的患牙含有MB2，包括Weine分型中的Ⅱ型（24.2%）和Ⅲ型（30.4%）。也就是说全体人群中，Ⅰ型占比为42%，双根管占比为58%。这个研究使用牙片作为评价方式，并没有使用显微镜。如果使用显微镜的话，可能双根管的占比会略微高一些。上颌磨牙的治疗中，根管遗漏情况多见，特别是MB2根管遗漏导致根尖周病变需要再治疗的情况很多[10]，因此治疗时特别要注意如果存在非对称的根管充

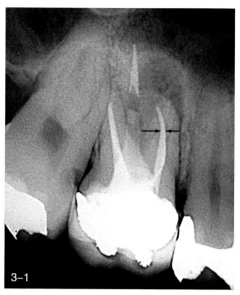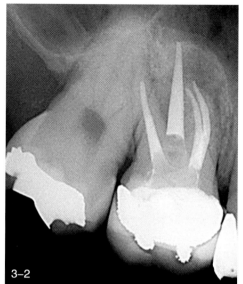

图3　根管非对称充填的病例照片

图3-1　术前的偏移投照显示近颊侧根充偏离中心位置。

图3-2　怀疑近颊根存在第二根管，结果发现并充填了第二根管。

填，则可能存在根管遗漏（图3）。

综上，使用CBCT前MB2的检出率为18.6%～96.1%[2]，结果偏差幅度相当大。因此，MB2大概率是可以找到的，但也有报道指出存在16%的可能性MB2是无法找到的[1]。

3　CBCT应用后MB2的相关研究

CBCT的研究包括实验室和临床方向。自1990年开始，CBCT应用于根管评价[11]，自2006年以来应用于口腔内疾病的诊断[12]；在根管治疗领域，自2007年以来，用于根管治疗，Patel等[13]发表了应用于根尖周病变诊断的相关研究。自此以后，也有应用于牙根吸收[14]和牙根折断[15]方面的探究。目前为止，使用CBCT后，MB2的检出率为52%～85.8%[17]。然而，在CBCT引导下，显微镜下开髓去除牙本质领后，MB2的发现率上升至69%～92%[16]。另外，研究表明，MB2无法找到的情况下，拍摄CBCT后发现率有所提高[17]。与既往研究相比，该研究认为MB2发现率提高的原因来自CBCT的高精度。另外，Vizzotto等[18]认为探查MB2根管口时，CBCT比牙片的敏感度和精确度更高，在低曝光的情况下，0.3mm的体素可以得到高精度的图像。根据Karabucak等[19]有关上颌第一磨牙的MB2研究指出，根管再治疗的遗漏最多的是MB2（其中右侧为41.3%，左侧为46.5%），因而上颌第一磨牙根尖周病变的患病率提高了4.38倍，可见术前拍摄CBCT是有效的。然而，参考AAE和AAOMR的指南[20]，拍摄CBCT需慎重对待。

很多国家的研究者都应用CBCT对MB2进行研究，应用较多的是Vertucci[1]分类（图4）。另外，由于研究国别和人种的不同，结果也存在差异。例如，Martins等[21]在世界范围内的研究结果表明，MB2的检出率为73.8%，这21名研究人员中20人为根管治疗

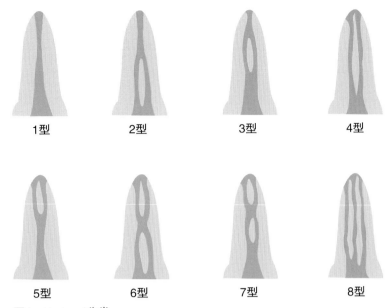

图4 Vertucci分类
这种详细的分类在研究中多见，笔者在临床中并不使用。

的专科医生，1人为口腔放射专科医生。在北美地区，Guo等[22]对1487人中317颗上颌第一磨牙的研究结果显示，99.1%为三根，0.9%为二根，在三根中，MB2的检出率为68.2%。样本来自于非洲裔美国人、亚洲人、拉丁美洲人和白种人，结果显示MB2的检出率在不同人群间无显著差异。在印度人群[23]中，MB2的检出率在上颌第一磨牙中为44.1%，在上颌第二磨牙中为30.7%，低于黄种人和白种人。在泰国人群[24]中，MB2的检出率在上颌第一磨牙中为63.6%，在上颌第二磨牙中为29.4%。在中国人群[25]中，MB2的检出率在上颌第一磨牙中为67.8%，在上颌第二磨牙中为29.7%。在韩国人群[26]中，MB2的检出率在上颌第一磨牙中为63%，在上颌第二磨牙中为34%。在日本人群中，MB2检出率约为76%[9]。

4 融合根和C形根的检出率、形态及峡部

上下颌磨牙中均可见到各式各样的融合根，特别是第二磨牙比第一磨牙更不规则，更有可能是融合根。磨牙的融合根包括完全融合和不完全融合两类，CBCT研究发现，上颌第一磨牙中融合根检出率为0.9%～3.2%[20,27]，第二磨牙为10.7%～23.9%[25-26]，总体来讲第二磨牙中融合根更多。其实了解具体数字的意义并不大，我们只要了解到第二磨牙更有可能是融合根就好。

融合形态的研究中，al Shalabi等[28]将融合根形态分为5类。即：①腭根和远颊根融合；②腭根和近颊根及远颊根融合；③近颊根和远颊根融合；④近颊根分别和腭根及远颊根融合；⑤远颊根分别和近颊根及腭根融合。然而，这些研究并没有使用CBCT，是使用光学显微镜所得出的结果。应用CBCT后，Jo等[27]将三根融合的形态分为4类，并且发现上颌第二磨牙的近颊根和腭根融合的情况多见[29]。

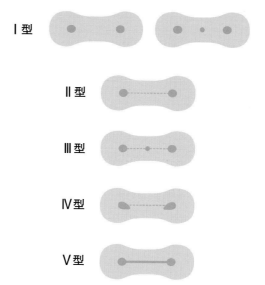

图5　Hsu和Kim对峡部的分型。相较于完全型的峡部，不完全型峡部更多

Ⅰ型：2～3个根管，根管之间并不连接在一起。

Ⅱ型：2个根管之间有连接。

Ⅲ型：存在3个根管，根管之间有连接。

Ⅳ型：2个根管之间有连接，根管向中间突入呈"鳍"状。

Ⅴ型：2个根管之间有连接，明确存在峡部。

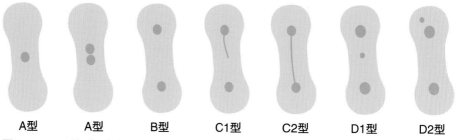

图6　Jung IY等对牙根切面的分型

其中C型和D型具有峡部。

　　C形根的牙根是融合在一起的，因此截面为C形。上颌第二磨牙是多根牙的情况很少见。下颌第二磨牙的C形根的分类如上所述，Fan等[30]对C形根分类应用很广泛，共分5类。Martins等[31]在葡萄牙人群的调查中发现，C形根在上颌第一磨牙中的检出率为1.1%，在上颌第二磨牙中为3.8%。另外，泰国的研究[24]发现在457例上颌第二磨牙中16例为单根牙，其中4颗牙为C形根（0.9%）。

　　峡部为根管和根管连接处的结构，其壁薄但范围却很大。有关峡部的检出率，von Arx[32]的研究中为76%，Hsu和Kim[33]的研究中为95%。在形态分类方面，Hsu等将峡部分为5种形态（图5）。相较于完全连接的峡部，不完全连接的峡部更多见[34]。Jung等[35]的研究将牙根切面的形态按A～D型进行分类，其中，C1型、C2型、D1型和D2型4种类型（图6）为峡部的分类。

2 MB2根管口的探查和根管预备

1 MB2的探查

■ 髓腔入路——其他根管口的探查

上颌磨牙特别是第一磨牙的开髓洞型一般是梯形或菱形，不同于以前所认为的三角形。这是因为开髓后使用超声器械和根管口扩大镍钛锉去除牙本质领后所形成的（具体的根管预备步骤后文会进一步讲解）。这个阶段使用的超声器械前端为球形或锥形，表面可以有金刚砂涂层，也可以没有金刚砂涂层而有很多轴向的沟纹。

拔髓时，只要远中根和腭根根管口钙化不严重，那么治疗起来并不难。然而，对于重度钙化病例和再治疗病例，术前CBCT是非常重要的参考。此时需要在CBCT上设置参考点，测定从参考点到MB1、远颊根和腭根的距离，使用前述的超声工作尖切削牙本质寻找根管口。在寻找各个根管口的过程中，如果髓底发育沟尚存在（图7），则沿着发育沟会更容易找到根管口[36]。

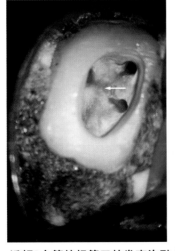

图7　近颊2个管的根管口的发育沟融合线（发育沟：白色箭头）
沿着发育沟找到根管口。

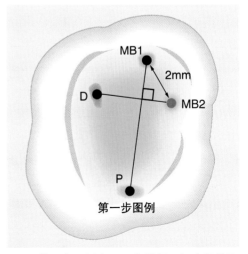

图8　第一步：测定MB1和腭根、远中根的距离关系以及同MB2的距离关系
MB1和MB2的距离约为2mm，做MB1和P根的假想连线后，从D根出发做垂线，在等距离的对侧附近存在MB2的可能性很高。

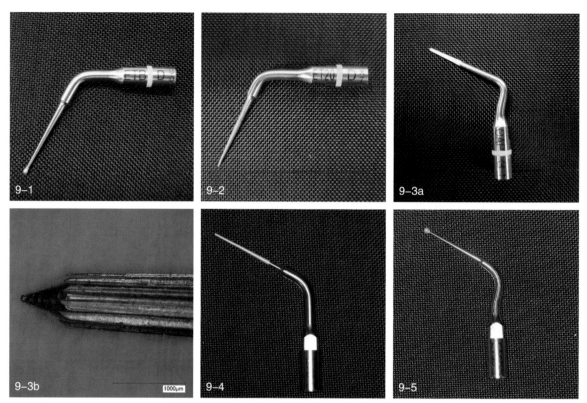

图9　各种超声工作尖的照片（所有均在根管模式下使用）

图9-1：尖端为球状的ET-BD（ENDO success：Satelec公司）。

图9-2：尖端为锥形的ET-20D（ENDO success：Satelec公司）。

图9-3a：工作段表面有纵沟的CAP3（ENDO success：Satelec公司）。

图9-3b：尖端部的放大照，可以看到锐利的形态。

图9-4：与ET-20类似的E7D（NSK公司）。

图9-5：与ET-BD类似的E15D（NSK公司）。

■ MB2的定位标志

　　MB1、远中根和腭根顺利找到后，便开始寻找MB2。Görduysus等[37]的研究表明，MB1和MB2的距离约为2mm（图8）。MB1和腭根根管口连一条假想线，从远中根向这条假想线做垂线，等距离的对侧附近存在MB2的可能性很高。MB2的寻找分三步，首先从MB2发现率最高的位置开始。

■ 第一步

　　第一步（图8）距MB1约2mm处使用超声工作尖切削牙本质，切削时从颊侧向腭侧少许间断式按圆弧形切削，一定不能按直线形，工作尖选择圆球形和锥形，马达选择根管模式。笔者使用的型号是Satelec公司的ET-BD、ET-20D、CAP3和NSK公司的E7D、E15D（图9）。

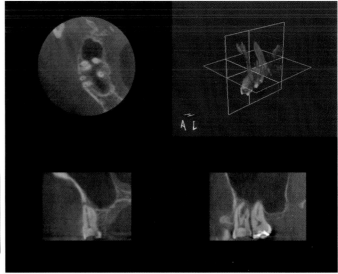

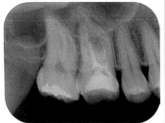

病例1-1：术前牙片　　　　　病例1-2：CBCT显示颊侧明确有一个根管的影像

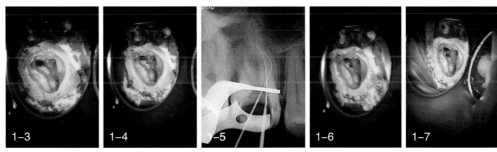

病例1-3：开髓后
病例1-4：各种超声工作尖切削牙本质后形成直线型开髓入路
病例1-5：工作长度确定
病例1-6：根管预备中
病例1-7：根管预备完成

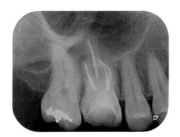

病例1-8：根管充填后牙片

■ 第二步

　　如果采用第一步的方法没有找到的话，接下来进行第二步（图10），使用CAP3的尖端在MB1根管口腭侧寻找。使用显微根管探针的尖端细部（图11）探查，能少量探入的地方很有可能是根管口，之后使用#06C⁺锉（图12）捻转探入，以是否存在夹针感来确认是否存在根管。确认根管存在后，按照#08C⁺锉、#06K锉、#08C⁺锉、#08K锉、

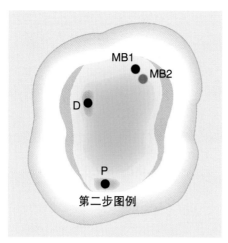

图10　第二步：MB2存在于MB1根管口腭侧附近

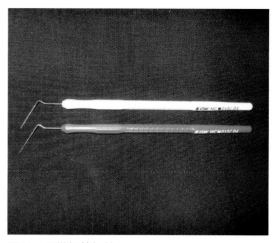

图11　显微根管探针

#15显微根管探针（上方：白色）和#10显微根管探针（下方：紫色）（茂久田商会）。

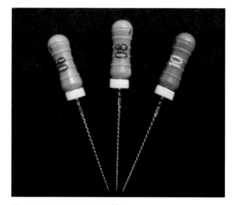

图12　#06～#10C⁺锉

C⁺锉：#06（粉色：5%）、#08（灰色：4.5%）、#10（紫色：4%）（Densply Sirona公司）。

#10C⁺锉和#10K锉依次捻转进入根管，不断向根尖部疏通。直到遇到的阻力点（具有黏着感）时，即为根管疏通的止点，并以到达止点的长度作为根管治疗的工作长度。

病例 **2** 第二步

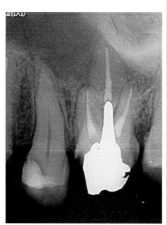

病例2-1：术前的牙片显示三根管充填良好

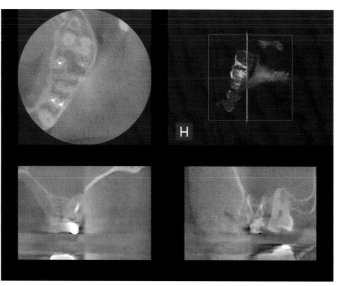

病例2-2：CBCT显示根尖部存在双根管

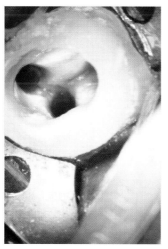

病例2-3：MB1根管口近中腭侧可见细小的MB2根管口

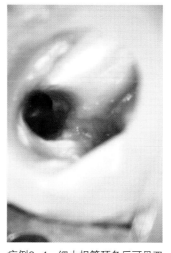

病例2-4：细小根管预备后可见双根管

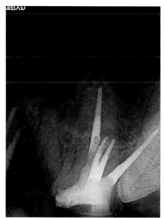

病例2-5：根管充填后的牙片

■ 第三步

如果这样还是找不到MB2根管口，那么就需要第三步（图13），即使用CAP3和AM锉（图14）在腭根近中侧附近探查是否有未发现的发育沟。并且，如果MB1及MB2都存在，则两个根管之间大多存在峡部，应尽量采用超声锉来完成峡部的预备。是否存在峡部，需通过#06锉是否能探入来判断。但是，根管治疗确实也存在局限性，外科根尖手术的方法是重要的补充治疗方式。

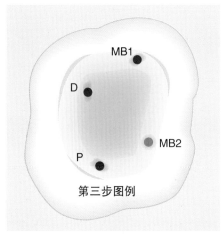

图13 第三步：MB2存在于腭根根管口附近的情况

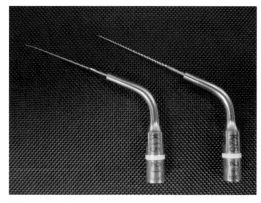

图14 AM锉

AM锉（Satelec公司）#15（左侧）和#25（右侧），在牙周模式下使用。

病例 3 第三步

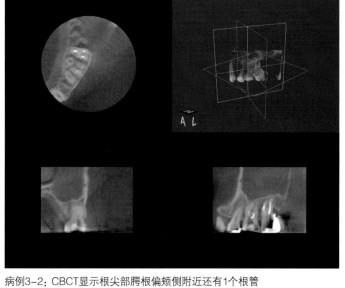

病例3-1：术前的牙片不能分辨根管的真实形态

病例3-2：CBCT显示根尖部腭根偏颊侧附近还有1个根管

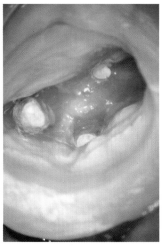

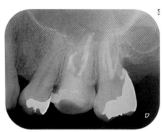

病例3-3：腭根近中侧可见与牙本质不同颜色的组织

病例3-4：腭根附近根管牙胶充填后

病例3-5：根管充填后的牙片

■ 上颌第二磨牙的MB2的探查

上颌第二磨牙的MB2根管的探查和第一磨牙相同，但是需要注意其不规则的形态。Peikoff[38]等的综述中指出上颌第二磨牙三根三根管多见，Libfeld等[39]对1200例上颌第二磨牙的X线片进行分析，结果90.6%的为三根管。然而，Stropko[7]的研究表明近颊根双根管的情况高达60%，因此不能轻易地认为上颌第二磨牙只有3个根管。在有关亚洲人的研究中，Kim等[40]使用CBCT对上颌第二磨牙进行研究，发现75%的是三根三根管，三根二根管的为9.3%，另外7%的牙齿存在三根融合为二根的情形。因此，虽然上颌第二磨牙大多为三根管，但仍存在融合根的可能。在这种病例中，特别要注意在发育线（发育沟）的参考下使用超声器械切削牙本质以探查根管口。

2 MB2根管预备

■ CBCT的正确使用

正确地使用CBCT对MB2进行相关的检查和诊断，可以在根管预备时正确地掌握MB2的形态。笔者使用的CBCT是Trophypan Supreme 3D（YOSHIDA公司，图15），牙科数码X线片系统是Trophy的CCD系统（YOSHIDA公司）和VISTA SCAN Mini（YOSHIDA公司，图16）这两种。VISTA SCAN Mini的调整非常重要，不然图像模糊，是无法做出准确的检查和诊断的。VISTA SCAN Mini应设定为1250dpi的25A，然而设定为1250dpi的20A会得到更清晰的图像。如果要得到自己希望的图像，则应该继续调整参数（图17）。

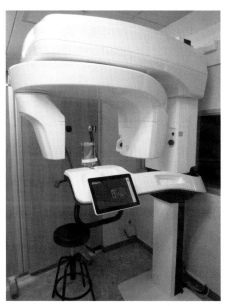

图15　笔者使用的CBCT
Trophypan Supreme 3D（YOSHIDA公司）。

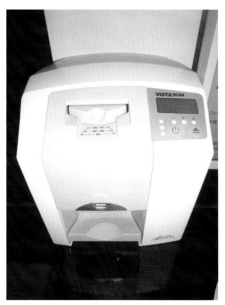

图16　数码X线片系统
VISTA SCAN Mini（YOSHIDA公司）。

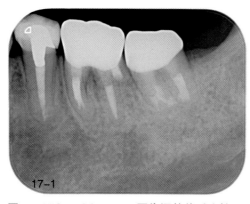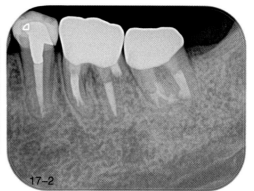

图17　VISTA SCAN Mini图像调整前后比较
图17-1：调整前，有一些模糊。
图17-2：调整后，骨小梁清晰可见。

■ 合适的根管治疗方法

　　根管治疗的目的在于治疗和预防根尖周炎，为了实现这一目标，需要坚持几个重要的理念，包括：无菌治疗、感染控制和根管系统封闭，其中最重要的是无菌治疗。所以，要使用橡皮障隔湿并进行术区消毒。接下来核心的问题就是感染控制，也就是根管预备、根管冲洗和根管封药。特别是根管预备这一步骤是感染控制的核心所在。弯曲度不高的单根管牙齿治疗难度不大，不必过多考虑，但对于磨牙特别是MB2这样的根管，从根管口至根尖部弯曲度大的情况非常多见，需要考虑的因素就很多，目前手用的不锈钢锉在根管预备时作用有限，花费时间多，并发症发生率也高。而使用机用根管扩大锉的话，根管预备时间短，而且在不破坏原有根管走行的前提下就可以实现根管预备。因而临床上使用镍钛锉更合适些。

■ 镍钛锉的特点

　　虽然笔者开始使用的镍钛锉与现在的镍钛锉有天壤之别，但选择镍钛锉时还是应该根据治疗目的而定。过去超弹性的镍钛锉是主流，现在柔软的镍钛锉渐渐占据了重要的地位。不管是根管再治疗还是根管初治疗，根管的解剖学形态都是不能改变的，都不应该过度切削牙本质，破坏原有的根管解剖形态。最初的镍钛锉有超弹性但是缺乏柔韧性，不能随着弯曲根管的方向而弯曲。另外，现在的镍钛锉在核心材质的断面和切割刃的形态、锉尖端与倾斜角度已经发生了很大的改变。目前（2020年），马氏体相镍钛锉在进行根管初治疗时，注意降低使用压力。

　　镍钛锉同时具备奥氏体相和马氏体相。奥氏体相是具有超弹性但是不具备形状记忆和柔软性，马氏体相则与之相反。镍钛锉变为马氏体相时，性质柔软，容易变形。

然而，高温消毒后就变为奥氏体相，加热后形状复原，这就是所谓的形状记忆特点。高温灭菌对锉的损伤有多大呢，事实上工程学上没有什么影响[41]。体温下，既往超弹性的镍钛锉是奥氏体相构造（16℃～31℃）。热处理后，现在的镍钛锉在体温状态下仍可以保持马氏体相，在50℃～55℃变为奥氏体相[42]。有报告指出，马氏体相镍钛锉在使用时，根管内应留有冲洗液，这样根管预备时摩擦不会产热，较传统超弹性镍钛锉，能够更长时间地抵抗周期疲劳[43]。

■ 镍钛锉存在的问题

镍钛锉在使用过程中最主要的问题就是器械折断。一个患者一套镍钛锉是临床医生应该考虑的方式。然而，受条件所限，大多数的口腔医生使用高温消毒的方式反复使用镍钛锉，因此需要考虑器械折断的相关问题。

器械折断的原因有疲劳折断和扭转折断，有些疲劳折断难以预防。为了防止器械折断，有必要把握每种锉的特性。马氏体相镍钛锉比传统镍钛锉不容易发生周期性疲劳折断[44]，这是因为马氏体相的结构所致[45]。断面形态方面，与三角形断面相比，四角形断面的镍钛锉更不易发生疲劳折断[46]。

由于马氏体相镍钛锉比传统镍钛锉更为柔软[47]，延展性更好，因而更易发生扭转折断。在扭转折断发生率的相关研究中，既有研究表明二者折断率类似[48]，也有研究表明马氏体相的锉折断发生率较低[49]。由于马氏体相镍钛锉的延展性更好，使用的时候要注意马达的扭矩设定。另外，高温消毒时锉会恢复到原来的形态，如果不能恢复则应该丢弃。在切削效率的相关研究中，虽然一般认为马氏体相镍钛锉切割能力弱，但有研究表明二者的差异并不大[50-51]。

转速相关研究中，转速高的锉切削效率更高，但是转速过高，切割效率并不会相应增加[52]。使用机用马氏体相镍钛锉时，如果用与超弹性锉一样的压力来根管预备，马氏体相镍钛锉立刻就伸长了，因此使用马氏体相镍钛锉时不应加力[42]。

■ 根管预备的顺序

实际临床中，根管预备的顺序如下：①开髓；②形成直线型入路；③根管疏通；④工作长度确定；⑤根管预备；⑥根管成形。

在治疗过程中，步骤①～③所花费的时间相当长，⑤根管预备和⑥根管成形所需时间并不长。特别是步骤③根管疏通阶段，笔者认为在MB2存在的情况下耗时是相对较长的。手用锉进行根管预备非常费时，且很难均匀地切割根管壁，使用镍钛锉后操作简单且耗时变短。现在的临床中使用哪种器械较多，稍后将进行详细说明。

① **开髓**：开髓洞型是指开髓后窝洞的外形。初治疗的拔髓阶段，首先去除龋坏及充填物，为了使用橡皮障，可以使用树脂或玻璃离子制作假壁，以再度形成洞型。这时

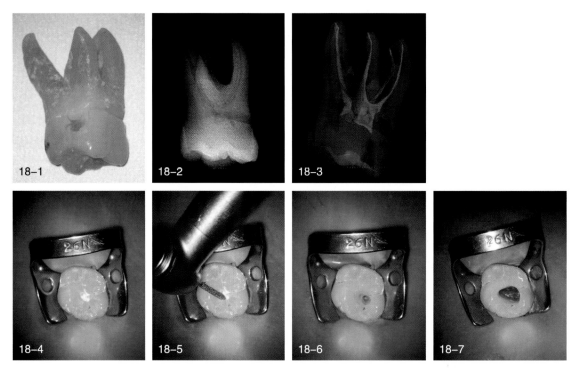

图18 开髓的步骤

图18-1：根管预备前拔除患牙。

图18-2：术前牙片。

图18-3：术前CT图像（Microfocus公司），可见MB2，腭根根尖处存在4个根管分叉。

图18-4：开髓前。

图18-5：开始开髓。

图18-6：开髓初期窝洞。

图18-7：开髓结束后的窝洞形态。

的窝洞外形称作开髓洞型，呈梯形或菱形。以前的开髓洞型为三角形，这是因为寻找MB2而使开髓洞型发生了变化（图18）。

② **形成直线型入路**：直线型入路是指去除根管口的牙本质领，使锉可以以直线型进入根管，同时可以提高冲洗效果，也可以防止锉尖部分形成台阶。之前使用超声工作尖以及根管口专用扩大镍钛锉以形成直线型入路，现在使用马氏体相镍钛锉，可以不需要形成直线通路就能进行根管预备，而且能够保留更多牙体组织（图19）。也就是说，在使用马氏体相根管开口镍钛锉时，可以以弯曲的状态进入口腔内行根管预备。笔者使用RE-CX锉（YOSHIDA公司，图20）在Tri Auto ZX2（森田公司，图21）m7模式下［300rpm/0.2N的OTR模式（超过最大扭矩后反转），在正常扭矩下360°正旋转，超过设定的扭矩后90°反向旋转，之后180°正向旋转，这样往复运动，在扭矩值下时恢复正旋转］进行操作。传统镍钛锉是做不到的。使用这种新型根管开口锉能够弯曲进入根管内行根管预备，使给张口受限的患者行根管治疗成为可能。

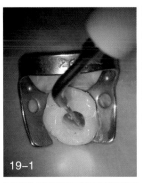
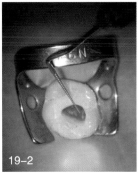
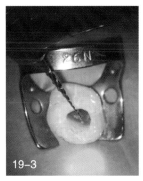
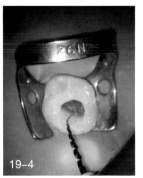

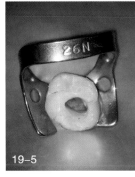

图19　形成直线型入路的步骤

图19-1：超声工作尖E7D去除根管口牙本质领。

图19-2：#10微型锉探查根管口。

图19-3：RE-CX锉（#19/04v：长度是19mm）的直线型状态。

图19-4：RE-CX锉（#19/04v：长度是19mm）的预弯状态。

图19-5：直线型入路预备结束。

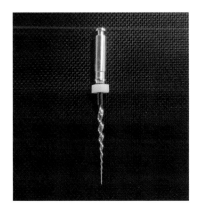

图20　RE-CX锉

#19/04v：长度是19mm（YOSHIDA公司）。

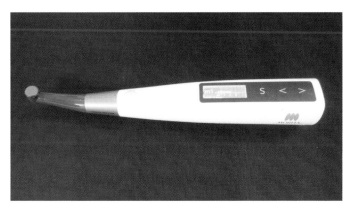

图21　Tri Auto ZX2（森田公司）

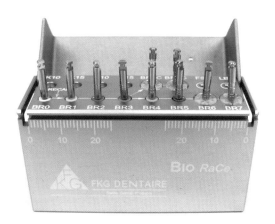

图22　BioRaCe（FKG公司，白水贸易公司）

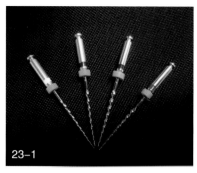
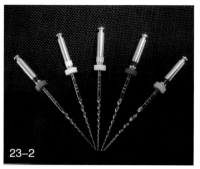
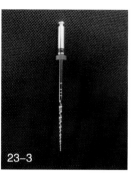

图23　3种RE锉

图23-1：RE-CT锉（#15/04、#25/04、#25/06、#35/04）。

图23-2：RE-VT锉（#19/04v、#20/05v、#20/07v、#25/08v、#30/08v）。

图23-3：ONE锉（#25/08v）。

笔者现在使用传统超弹性镍钛锉（奥氏体相）BioRaCe（FKG公司，白水贸易公司，图22）和马氏体相的RE锉（YOSHIDA公司）。RE锉有3种，CT：恒定锥度（图23-1）、VT：变锥度（图23-2），以及ONE锉（图23-3）。笔者使用的锉都是CT锉。在使用这么多锉后，笔者认为这一套是使用起来最方便的，从管理上来讲，使用一种锉的话，医生在取用时也较为简单。

③ **根管疏通**：根管疏通的主要内容包括：探查根管的弯曲度、是否存在狭部、根管是否通畅以及测量根管长度。也就是说，探查根管内部形态的同时测量根管长度，并完成根管初预备。初预备是指为了后续镍钛锉使用而对根管进行的少量扩大，也就是建立顺滑通路。顺滑通路的建立有机械和手动两种方式，即用镍钛锉或手用镍钛锉来成形。虽然，有文献报道使用机械式的根管通路建立术后疼痛少，根尖部偏移少[53-54]。但是，改变技术习惯而勉强使用镍钛锉，我认为是没有必要的。当然，这部分的重点是如何选择最适合的根管通路建立方式，笔者会通过病例分别介绍这两种方法。一般来说，#06～#10C⁺锉（Dentsply Sirona公司）（图24）用捻转法进入（90°正旋转、逆旋转的捻转进入动作，图25）。狭窄的根管中，使用#10超级锉（MANI公司，图26）装在Tri Auto ZX2（森田公司）上，OGP（Optimum Glide Path）模式下（m6：90°的捻转法结合90°和120°的平衡力法的运动模式）进行根管通路建立。实际临床中，这一阶段就确定了工作长度。

④ **工作长度确定**：根据使用ROOT ZX（森田公司）根测仪的相关研究结果，根长需在#15C⁺锉可以轻松进入根尖部的状态下测得，且根长需减1mm（图27）。除ROOT ZX之外，还有JUSTY 3.5（YOSHIDA公司）和APIT 15（OSADA公司）这些新型根测仪，其详细使用方法请咨询各公司。笔者使用Tri Auto ZX2的m1模式（这是ROOT ZX内置的模式）来测定工作长度。通常在测定工作长度时不会同时进行根管预备。

根尖止点的位置到目前为止一直存在争议，牙片上的根尖孔和解剖学根尖孔的终末位置是不一样的（图28）。我们非常希望能寻找到生理学根尖孔（根尖最

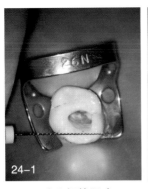 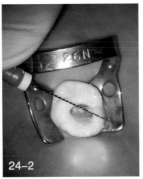 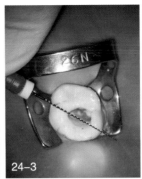

图24 建立根管通路

#6～#10C⁺锉的根管通路建立：捻转法操作。

图24-1：#06C⁺锉；图24-2：#08C⁺锉；图24-3：#10C⁺锉。

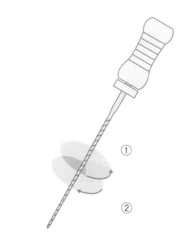

图25 捻转法

90°的捻转进入根管。

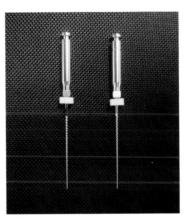

图26 超级锉（MANI公司）

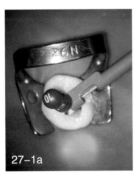 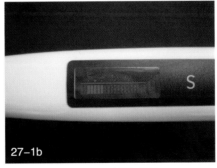

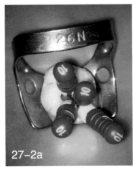 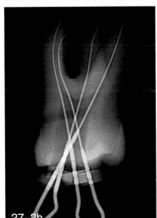

图27 工作长度的确定

图27-1a：根测仪连接到锉柄下方，寻找根尖止点。

图27-1b：到达根尖部。

图27-2a：#10C⁺锉插入根管内部。

图27-2b：锉到达根尖部的牙片。

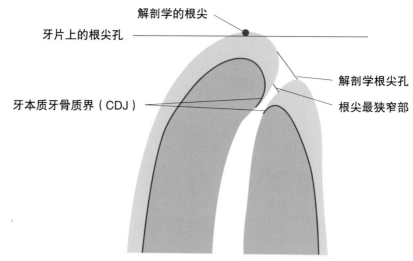

解剖学的根尖

牙片上的根尖孔

解剖学根尖孔

牙本质牙骨质界（CDJ）

根尖最狭窄部

图28　根尖部图解

窄的地方），实际上并没有这种方法。使用根测仪进行根尖定位时，减1mm为最实际的工作长度。这是因为电子根尖定位仪测定的止点比根尖部短1mm，相较于短0.5mm，这样不会破坏解剖学根尖孔，从而保证了根管治疗的安全性[55]。因此，根管充填材料距根尖2mm的话根管治疗成功率更高[56-57]。因为根管超填会引起根尖部的炎症反应[58]，所以根管预备和根管充填都应该在工作长度内完成。

⑤ **根管预备**：根管要预备到多少，到目前为止一直还没有定论，使用马氏体相镍钛锉进行根管预备至少要到#35，不然根管冲洗液都无法到达根尖部[59]；同时如果根管预备不足，根管杀菌效果也会受到影响[60]。另有研究表明，根管预备不到#35，病变愈合延迟[61]，预备到#20及#25，根管内细菌基本没有减少[62]。因此，如果可以的话还是应该根管扩大到#35以上。

当然，不同的牙位及病例，根管扩大的程度也应该不同。上颌第一磨牙的MB1和MB2，还有D根应该以#35作为基准，而P根就应该以#50作为基准。此外，对于能够进行预备的根管，一般不需要拔髓，直接进行根管预备和成形即可。上颌第二磨牙基本相同，只是需要根据其不规则形态做一些调整。根管预备时，使用马氏体相RE-CT镍钛锉根管全长下预备，需要注意的是镍钛锉根管预备前必须使用#15C⁺锉到达工作长度的全长后再进行（图29）。且这一工作长度就是之后根管扩大的基准。

临床步骤为用CX锉对根管口1/3处扩大后，按照#15/04、#25/04、#25/06、#35/04这个顺序进行MB1、MB2和D根的预备（图30）。P根的起始治疗步骤是相同

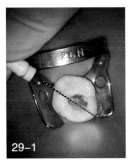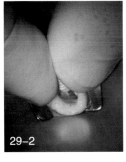

图29 根管通路的建立
以#15C⁺锉的工作长度为止进行根管通路的形成：无阻力到达全长。
图29-1：#15C⁺锉的捻转进入法。
图29-2：在无阻力到达全长之前不要拔出锉。

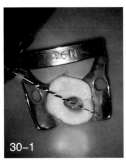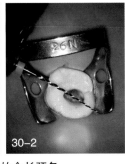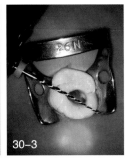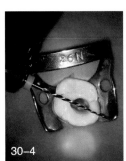

图30 近中根和远中根的全长预备
图30-1：RE-CT #15/04。
图30-2：RE-CT #25/04。
图30-3：RE-CT #25/06。
图30-4：RE-CT #35/04。

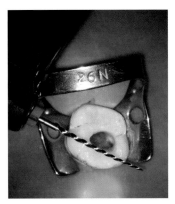

图31 腭根的预备
腭根至少需要预备至#50/04。

的，按照#35/04、#40/04、#50/04（图31）的顺序进行预备有时要用到#60/04。以上操作均是在Tri Auto ZX2的m7模式下使用。

马达的模式包括连续旋转运动和往复运动。De-Deus等[63]认为往复运动下容易发生周期疲劳性折断，笔者的试验也得到了同样的结论[64]。有报告指出连续回旋运动下切削效率高[65]，笔者通常使用Tri Auto ZX2的OTR模式进行根管预备，这一方式在扭矩小时，为连续旋转运动，扭矩大时则自动转变为往复运动。

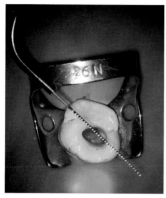

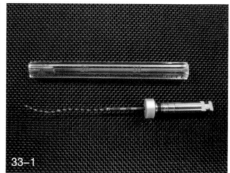

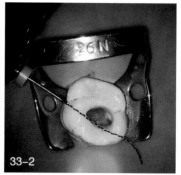

图32　使用AM锉预备完成

图33　使用XP-endo Finisher预备完成（FKG公司，白水贸易公司）

图33-1：从套筒中取出的状态。

图33-2：锉的尖端进入根管，之后旋转运动预备根管。

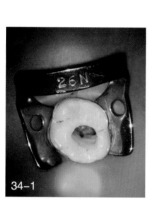

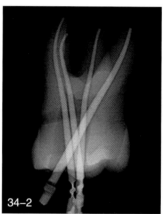

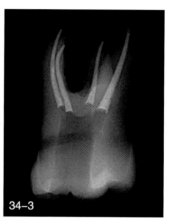

图34　MB1和MB2根管预备完成和根管充填后

图34-1：确认MB1和MB2根管。

图34-2：试主尖。

图34-3：根管充填后，可以清楚地看到根尖部的弯曲处。

⑥ **根管成形**：在根管预备的最后阶段，需要使用多种器械对峡部进行预备，主要是超声锉和特殊的镍钛锉器械。超声锉一般是AM锉（#15～#25，图32），之后使用XP-endo Finisher（FKG公司，白水贸易公司，图33）。XP-endo Finisher在Tri Auto ZX2的m2模式下，以800rpm及1.0N扭矩的设定下进行操作。研究显示，超声锉的切削是有效的[66]，XP-endo Finisher在峡部生物膜的清除方面效果良好[67]。这样包含MB2在内的根管预备就都完成了（图34）。

　　确认峡部存在的方法为使用#06C⁺锉在根管和根管之间的空隙中寻找进入点（陷入感），使用捻转法探查，如果存在夹针感（拔除针的时候是否存在抵抗感）则存在峡部。之后将使用#08～#10C⁺锉进一步探入，用手动锉敞开根管上部空间后，#15AM锉在牙周模式下进行预备，一点一点成形，就本病例而言，最后预备到#25。

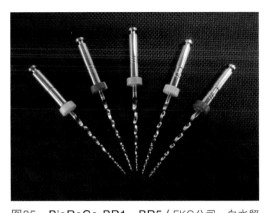

图35 BioRaCe BR1～BR5（FKG公司，白水贸易公司）
BR1是#15/05，BR2是#25/04，BR3是#25/06，BR4是#35/04，BR5是#40/04。

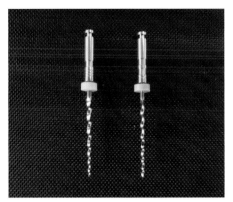

图36 BioRaCe BR6、BR7
BR6是#50/04，BR7是#60/02。

■ 不同难度临床病例及其应对策略

不同难度的病例中，锉的使用及根管预备的过程略有不同，下面选择3个代表性病例来详细阐述。

（1）直根管病例：#15C⁺锉可以直接到达工作长度

传统镍钛锉（奥氏体相：如BioRaCe等镍钛锉）全长下预备（工作长度确认后按照全长进行根管扩大）。BioRaCe的使用顺序是BR1：#15/05、BR2：#25/04、BR3：#25/06、BR4：#35/04（图35）；在最终需扩大至#50的情况下，使用顺序是#15/05、#25/04、#25/06、#35/04、#40/04、#50/04；预备至#60时，还需使用#60/02（图36）。以上均在Tri Auto ZX2的m7模式下（OTR模式）使用。

病例 4 直根管病例

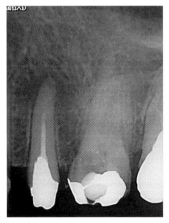

病例4-1：左上第一磨牙根管钙化

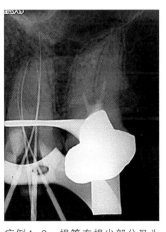

病例4-2：根管在根尖部分叉为2个

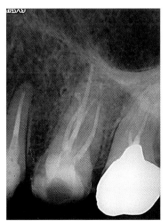

病例4-3：根管充填后

（2）复杂病例：#10C⁺锉不能轻易到达根尖

这种情况下使用奥氏体相和马氏体相两种镍钛锉。根管预备顺序为RE锉#15/04、#25/04、#25/06，传统超弹性锉，比如BioRaCe BR4：#35/04完成最终预备。最终需扩大至#50的情况下，使用顺序为RE：#15/04、RE：#25/04、RE：#25/06、BR4：#35/04、BR5：#40/04、BR6：#50/04。预备至#60时，还需使用BR7：#60/02锉。以上均在Tri Auto ZX2的m7模式下（OTR模式）使用。

病例 5 复杂病例

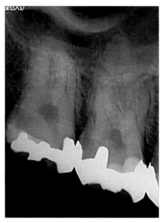 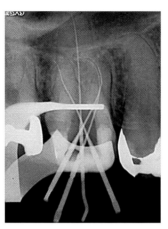 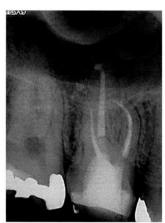

病例5-1：转诊至笔者所在医院的病例：右上第一磨牙近中根管非常弯曲　病例5-2：近中根管2根非常弯曲　病例5-3：根管充填后

（3）疑难病例：#6～#10锉都不能到达根尖

这种情况下全部使用马氏体相镍钛锉。根管预备顺序为RE锉#15/04、#25/04、#25/06、#30/04、#35/04。最终需扩大至#50的情况下，使用顺序为#15/04、#25/04、#25/06，之后用#30/04、#35/04、#40/04、#50/04。预备至#60时，还需使用#60/04锉。以上均在TRI AUTO ZX2的m7模式下（OTR模式）使用。

病例 6 疑难病例

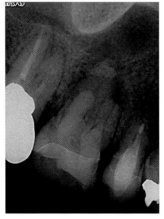 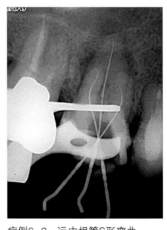 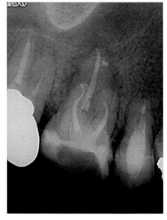

病例6-1：看起来非常普通的右上第一磨牙　病例6-2：远中根管S形弯曲　病例6-3：远中根管充填后呈现S形弯曲

如果在根管预备时有惯用的马达模式，不管设什么模式都是可以的，只是要注意在使用不同锉时需要变更转速和扭矩。

■ Tri Auto ZX2各种模式的说明

m1（图37）	EMR模式是ROOT XZ内含的电测根管工作长度的模式
m2（图38）	原来设定的根管口开敞时转速600rpm，扭矩3.0N。笔者在使用XP-endo Finisher时，重新设定为转速800rpm，扭矩1.0N
m3（图39）	OGP模式是180°往复运动后，180°和270°平衡力模式下转速300rpm，往复运动。笔者只在单根牙时使用这一模式，其他场合下基本不用
m4（图40）	OTR模式，当扭矩未超过0.2N时，采用360°正旋转运动；当扭矩超过0.2N时，90°逆旋转和180°正旋转往复运动；当扭矩在0.2N以下时，重新正向连续运动。转速原设定值为300rpm，笔者使用500rpm。在使用传统超弹性奥氏体相镍钛锉根管预备时，使用这一模式
m5（图41）	OGP模式，在90°往复运动后，90°和120°平衡力模式往复运动，转速为100rpm。一般用于疑难根管的开始治疗阶段
m6（图42）	OGP模式，和m5运动方式相同，在90°往复运动后，90°和120°平衡力法往复运动，但是转速加快至300rpm，一般用于复杂病例和疑难病例
m7（图43）	OTR模式，当扭矩未超过0.2N时，采用360°正旋转运动；超过0.2N扭矩时，90°逆旋转和180°正旋转往复运动，当扭矩达0.2N以下时重新正向连续运动。和m4的运动方式相同，转速为300rpm。在比较弯曲的复杂病例和疑难病例中使用
m8（图44）	该模式为转速200rpm的360°旋转运动模式，在根管封药时使用。根管封药为特级氢氧化钙和灭菌水调和而成，调至奶油状或酸奶状时使用。工作长度确定后用#25/04的镍钛锉进行根管封药。如果使用螺旋充填器（Lenturo），则不用Tri Auto ZX2，而使用慢速手机正向旋转即可

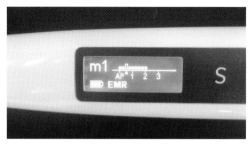

图37　Tri Auto ZX2 m1 EMR模式

Tri Auto ZX2 m1设置为EMR模式。

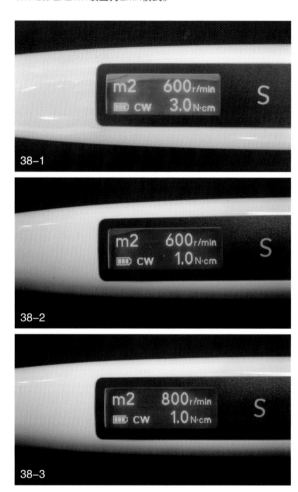

38-1

38-2

38-3

图38　Tri Auto ZX2 m2

图38-1：根管口扩大时用，出厂设定为转速600rpm，扭矩3N。

图38-2：平衡力法时使用，扭矩变更为1.0N。

图38-3：XP-endo Finisher使用时，转速调整为800rpm。

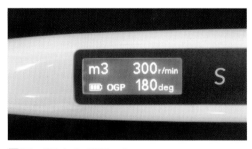

图39　Tri Auto ZX2 m3

OGP设置为180°往复运动，与180°和270°平衡力法组合，转速为300rpm。

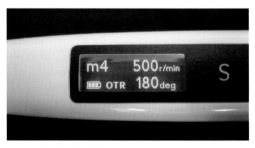

图40　Tri Auto ZX2 m4

OTR模式，当扭矩未超过0.2N时，采用360°正旋转运动；超过0.2N扭矩时，90°逆旋转和180°正旋转往复运动，转速为500rpm，单根牙或简单的病例中可以使用。

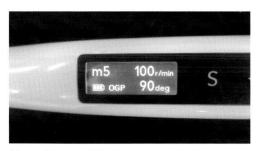

图41 Tri Auto ZX2 m5

OGP模式，90°往复运动后，90°和120°平衡力法往复运动，转速为100rpm。

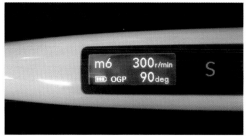

图42 Tri Auto ZX2 m6

OGP模式，90°往复运动后，90°和120°平衡力法往复运动，转速为300rpm。

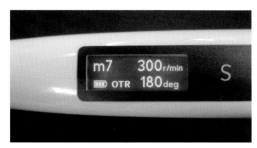

图43 Tri Auto ZX2 m7

OTR模式，使用RE锉时选择此模式。

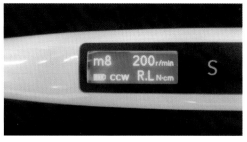

图44 Tri Auto ZX2 m8

连续逆旋转模式，氢氧化钙封药时使用，使用器械为RE-CT #25/04镍钛锉。

3 MB2的根管冲洗及根管封药

1 根管冲洗

MB2根管冲洗的基本治疗方法与其他根管完全相同。一般使用PURELOX（次氯酸钠溶液）进行冲洗，当根管内碎屑较多时需使用乙二胺四乙酸（EDTA）溶液冲洗。

次氯酸钠溶液的浓度为3%~6%，因此使用时浓度低一些更好。次氯酸钠溶液在使用时必须考虑细胞毒性、抗菌性和组织溶解性，根据这几点决定使用时的浓度。细胞毒性方面，2%~8%的浓度其细胞毒性相同[68]。0.5%以下[69]浓度几乎没有细胞毒性。考虑到细胞毒性的问题，为了不引起医疗事故，选择浓度在0.5%~1%范围内较为合适。在抗菌性方面，体外研究表明，浓度越高，抗菌性越强（0.5% vs 2.5% vs 4.0%）[70]，体内研究表明不同浓度下（0.5%~5.25%）抗菌性无明显差别[71]。这是因为根管内存在的碎屑和玷污层导致溶液抗菌性明显下降，难以进入到根管内部。在组织溶解性方面，温度越高，次氯酸钠溶液的浓度越高、量越大，其组织溶解性越强[72]。

因而，为了不影响次氯酸钠溶液的冲洗效果，需同时使用EDTA[73]。同时，使用次氯酸钠溶液和EDTA的这一组合也被称之为根管充填之前的终末冲洗。EDTA一般的浓度为17%（图45-1，图45-2）。首先，将17%的EDTA置于根管内静置1分钟，之后在被动超声冲洗（PUI）方式下，使用#15超声AM锉（牙周模式下使用，白水贸易公司）和#20超声安全锉（根管模式下使用：白水贸易公司）进行根管振荡。PUI方式具体细

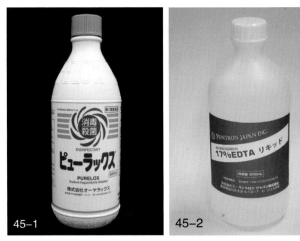

图45 根管冲洗液

图45-1：PURELOX次氯酸钠溶液（Oyalox公司）。

图45-2：17%的EDTA（Pentron Japan公司）。

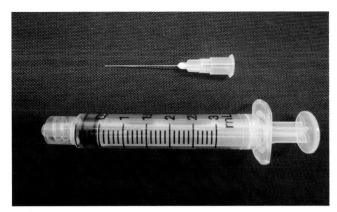

图46　3mL注射器（Terumo公司），针头（Pentron Japan公司）

节如下，将超声工作尖的锥形尖端深入根管内距根尖部2mm处，尽量不接触根管壁，振动冲洗液，这样就能增加峡部等细窄空间内的清洁效果[74]。

超声锉振荡10～20秒，之后使用真空吸引器吸除根管内的冲洗液，再用次氯酸钠溶液冲洗根管5分钟。这段时间内需保证次氯酸钠溶液具有一定的浓度，每隔10秒就冲洗一次。在3～5分钟冲洗结束后，再用PUI方式振荡次氯酸钠溶液10～20秒，同样地再用真空吸引器吸除冲洗液。在这之后，使用17%的EDTA置于根管内1分钟再用负压吸引后，纸尖干燥根管，最后行根管充填。在没有相关器械时使用EDTA需注意，当冲洗时间超过1分钟，牙本质小管内会出现组织损伤[73]。笔者在使用PURELOX次氯酸钠溶液时，通常用时使用3%浓度的灭菌水进行稀释，高浓度的次氯酸钠溶液在开封后有效浓度立即下降。原液（6%）经过1周后，2倍稀释液（约3%浓度）经过2周后，有效浓度就会下降一半[75]。

根管冲洗时一种方法是采用注射器进行加压冲洗。另一种方法是使用负压冲洗装置即Endo-Vac系统和超声波发射装置Endo Activator，冲洗效果也不错[76-77]。但结合费用及准备时间，还是注射器冲洗的方法更方便。一般选择30G的注射器针头，侧方开口的针头安全性高但是价格也高，还不便于临床应用（图46）。

2　根管封药

根管封药使用的是氢氧化钙制剂，用灭菌水调和而成（图47）。没有使用预混合的氢氧化钙是因为费用高，且不易去除，而且在根管封药时使用注射器注射容易将封药推出根尖孔。为了根管封药时方便，有不同的调和介质，包括水性、油性和黏性三种介质。在这其中，油性的Vitapex封药去除困难，抗菌作用低[78]，同时使用超声时也不易去除。

氢氧化钙的抗菌作用机制如下，破坏细菌细胞膜结构，致使蛋白质变性及DNA损伤[79]。使用FC等甲醛类物质时，不可不考虑其对人体的影响。特别是与过敏性疾病的相关因素：①抗原；②过敏促进因子；③症状加重因子[80-83]；除此之外，还需要考虑到FC职业暴露与鼻咽癌、副鼻窦癌的相关性[84-86]。另外，Periodon型多聚甲醛在使用时

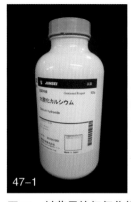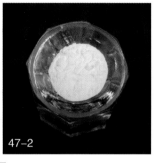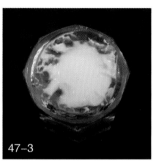

47-1　47-2　47-3

图47　封药用的氢氧化钙
图47-1：特级氢氧化钙（纯正化学公司）。
图47-2：锥形玻璃调拌容器内放入少量药剂。
图47-3：使用灭菌水调和成奶油状或酸奶状。

会造成根尖部相当大的创伤，治愈时间延迟，并导致细胞凋亡[87]。根尖周病变的愈合方式不同于一般伤口愈合，不会有痂皮脱落的情况，血凝块被巨噬细胞吞噬，或被纤维肉芽组织包裹继续机化。另外，我们临床上发现使用Periodon型多聚甲醛进行根管封药后，多次出现诊间急症，患者会特别痛苦。

专栏　　微焦点CT（Micro CT）的出现和牙齿的测量

在发现人类最古老的祖先——始祖地猿（拉米达地猿）时，科学家就使用了微焦点CT对其牙齿进行了测量。拉米达地猿的研究开始于1992年，当时东京大学谘访部元教授加入了美国加州大学伯克利分校由Tim White率领的国际团队，在埃塞俄比亚展开了研究，从440万年前的地层中发现了拉米达地猿的上颌第三磨牙开始，相继发现了许多的牙齿和全身骨骼。该化石是身高120cm，体重50kg的雌性。"她"的形态相较于古猿人而言，更像黑猩猩。然而，"她"却可以两足直立行走，是介于类人猿和黑猩猩的中间标本，正是"她"所具有的独特的身体特征，成为人类是由类似黑猩猩的动物进化而来的假说的证据之一。

拉米达地猿牙齿的特征，首先就是犬牙小。而黑猩猩和大猩猩的犬牙大且有力，这说明拉米达的犬牙更具备人类犬牙的特点。此外，米拉达的牙釉质较薄，人们推测她的食物是海带和较软的坚果等。这一特征后来作为人类拥有厚牙釉质之前的特征而引起了人们的关注。

随着微焦点CT的出现，在不破坏牙齿的情况下对牙齿的内部结构，如釉牙本质界、牙髓腔、根管等进行三维测量成为可能。特别是对于牙釉质形态的发育学起源表现的研究而言，如果能够通过微焦点CT探查清釉牙本质界的形态，将有非常重大的意义。同时，如果应用微焦点CT对牙齿这一容易保留且容易被发掘的化石进行研究，对于了解物种的连续性和种群间的差异将有很大帮助。

专栏作者：矢野芳美（DUOデンタルクリニック）

4 MB2根管充填的要点

　　根管充填的重要性没有那么高，只要治疗过程中遵循无菌原则，不管怎样的充填方法都可以。然而，考虑到MB2的的解剖特点，侧方加压是困难的，而垂直加压法的充填更好一些。这需要熟练掌握连续波充填技术（Continuous Wave Condensation Technique，CWCT），不是简单学习就能达到的。然而，不同的充填技术并不会导致不同的治疗结果。Peng等[88]的研究对垂直加压和侧方加压两种方式的根管治疗效果进行比较，术后疼痛和长期预后两方面均无显著差异。因此，两种充填方式在治疗效果上并无显著不同。现在为止，尚无一个研究表明一种充填方式明显优于另一种充填方式。

　　因此，MB2的充填方式应该选择哪种呢？当然，不能学了哪种方式就选择哪种方式，而是应该选择适合根管形态的充填方式。在弯曲根管的充填中，器械操作起来较为困难，适合选择单尖法充填。这里提到的单尖充填不同于既往的单牙胶尖涂布糊剂充填，而是使用生物陶瓷材料的液力加压方式（Hydraulic Condensation Technique）进行充填。这种充填方法使用牙胶尖充填根管大部分，应用液压作用使生物陶瓷材料充填根管内细部。也就是说，牙胶尖成为了输送根管糊剂的载体。生物陶瓷材料是以硅酸盐为主的富有流动性的糊剂，它和矿物三氧化物凝聚体（MTA）的组成成分类似，由于会少量膨胀，封闭性非常优秀。近年来，有很多关于生物陶瓷材料方面的研究，显示疗效良好[89]，期待今后会有长期临床效果的报道。笔者现在使用的是Well-Pulp ST型生物陶瓷材料（图48）。使用这种充填材料前，根管内不能完全干燥，需保持有少

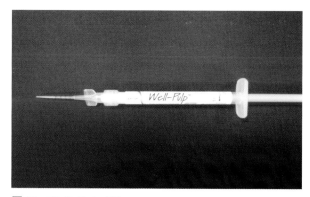

图48　Well-Pulp ST
和MTA同属硅酸钙类材料，硅酸铝钙盐作为主成分，以氧化锆类作为造影剂。

许湿润度的状态，根充效果才会好[90]。也就是说，将根管内的冲洗液真空下吸引后，只使用一根纸尖吸取根管内液体即可。下方介绍这种充填方法的步骤，相对简单易学（图49）。

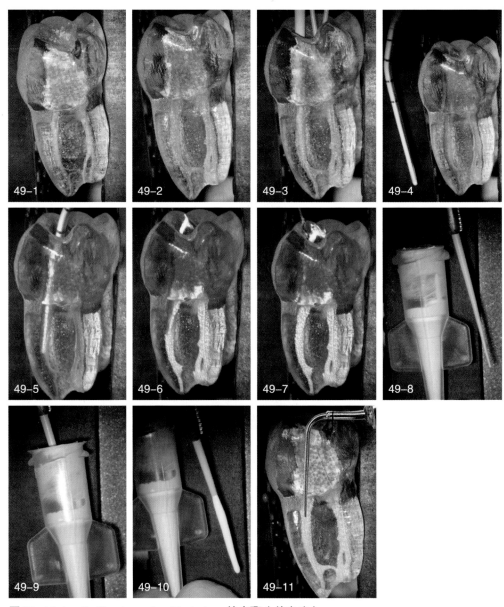

图49　Hydraulic Condensation Technique的步骤（单尖法）

图49-1：术前。

图49-2：根管预备后。

图49-3：试主尖。

图49-4：糊剂注射器。

图49-5：将注射头尖端深入根管内2/3处。

图49-6：充填糊剂。

图49-7：使用XP-endo Finisher将糊剂涂布于根管四壁。

图49-8：取下注射器头。

图49-9：将主尖插入注射头内。

图49-10：主尖上涂满根管糊剂。

图49-11：主尖插入根管口后切断。

① 试出合适的主尖（图49-3）；

② 将生物陶瓷材料注射入根管内1/2～2/3的部分（图49-5，图49-6）；

③ TRI AUTO ZX2的m8模式下，安装#15/04 RE锉，将根管内的生物陶瓷材料充填至细部，同时去除根管内的气泡。使用XP-endo Finisher和螺旋充填器（Lenturo）时，需注意不要将根充糊剂推出根尖孔（图49-7）；

④ 取下注射器头后，在主尖涂布生物陶瓷材料（图49-8～图49-10）；

⑤ 主尖按照工作长度插入根管内，根管口使用加热的垂直加压器烫断（图49-11）；

⑥ 剩余的根管糊剂使用超声工作尖在加水状态下洗净；

⑦ 根管口部切除牙胶较深的情况下，使用枪型充填器充填根管上段；

⑧ 确认根管口的牙胶尖已经切断；

⑨ 扁平根管充填时，须在主尖两侧插入辅尖以保证根管内无气泡。

专栏 亚洲人牙齿的5个特征（蒙古人种牙冠的形态特征）

埴原和郎（Kazuro Hanihara，原东京大学人类学教授）于1966年提出亚洲人群中牙齿的5个特征。

这5个特征为：铲形切牙、第六牙尖、第七牙尖、斜嵴、原始柱状结节（Protostylid），较之于欧洲、东非、南非人群更为常见。铲形切牙的产生原因如下，南亚人在迁徙到东北亚后，为了适应北方寒冷的气候和狩猎生活，身体发生了很大的变化，切牙也慢慢变为边缘隆起的形态，这样咬合力增加，就能够食用肉类和坚硬的果实。第六牙尖是一种异常牙尖，形成于下颌磨牙的远中舌尖（Entoconid，下内尖）和远中尖（Hypoconulid，下次小尖）之间，通常小于远中尖，但也可能与远中尖一样大。后来的研究发现这在澳大利亚原住民中很常见，Townsend认为该牙尖是澳大利亚牙齿综合征的主要特点。其检出率在澳大利亚原住民中为60%，日本人和东北亚人群中为40%～50%，在高加索人和尼格罗人群中则低于20%。

第七牙尖是形成于下颌磨牙殆面近中舌尖（Metacone，上后尖）和远中舌尖之间的异常牙尖，也被称为舌侧中央副结节。在日本人中第一磨牙检出率为4.7%，第二磨牙检出率为0.8%。另外，斜嵴的形成如下：一般情况下，由下颌磨牙殆面的近舌尖的主隆起、近颊尖的远中边缘嵴及远中三角嵴共同形成，由于主隆起的前端位于中央窝，之后向远中伸展，故而形成斜嵴。这种特征在西伯利亚人、北极附近的因纽特人以及美洲土著人（即美洲大陆原住民）中很常见，他们的牙齿较大且牙冠形态复杂。原始柱状结节（Protostylid）是美国人类学家达尔伯格（Dahlberg）于1950年在一项非计量的频率调查项目中发现的一个特征，是出现在近颊尖（下原尖，Protoconid）颊面的结节。尽管该结节的形态与上颌磨牙的旁磨牙结节（Paramolar Cust）相似，但达尔伯格认为它与卡氏尖（Carabelli Cusp）来源相同。从系统进化上看，它存在于"北京人"甚至更古老的猿人中，并且在日本人中相对常见。而高加索人种出现的频率则较低。

现在这个理论已经被进一步细分和发展，从亚洲迁徙到美洲的民族形成史的研究正在逐步开展。

专栏作者：矢野芳美（DUOデンタルクリニック）

5 MB2的非手术根管再治疗

关于MB2的根管再治疗，其处置方法与初次根管治疗是相同的。然而，尽管只是稍微对根管进行了预备及牙胶充填后，情况就会发生变化。换句话说，此时我们必须考虑：①牙胶尖的去除；②台阶攻略；③穿孔的修复；④分离器械的取出。

1 牙胶尖的去除

根管再治疗时去除旧牙胶充填物是非常困难的，似乎没有任何方法可以做到完美。以下，将对一些有助于临床操作的要点进行解释说明。

如果只使用手动器械去除旧牙胶充填物的话，耗时较长且无法彻底去除牙胶，因此不建议单独使用手动器械。即使使用旋转切割器械，也不建议使用扩孔钻（P钻或GG钻）。因为这类器械在高速旋转去除牙胶尖的同时，很容易在根管内形成台阶。而去除牙胶的专用镍钛锉或根管预备镍钛锉则被认为是更好的选择。笔者曾使用再治疗专用镍钛锉来去除牙胶尖，但考虑到成本，重复使用根管预备镍钛锉或是更好的选择。根管预备时的使用次数限制为4~5次或7~8次，超过限制次数者则可用于根管再治疗时的牙胶去除。

当然，并不需要使用全套的镍钛锉，而是选择其中2~3种。建议使用常规的超弹性镍钛锉，操作时按照#25/08、#25/06、#25/04的顺序进行。一般认为，理想的转速是比根管预备时稍快，以600~800rpm转速，同时将扭矩设置为比根管预备时稍高，一般为1.5~2.0N，可以更有效地去除根管内牙胶尖。市面上也有专门用于去除牙胶的锉针，也很方便（图50）。

此外，牙胶去除器价格低廉且使用方便（图51）。至于使用机用器械的方式，无论是连续旋转运动还是往复运动，都不可能将根管内牙胶完全去除，所以只要用自己熟悉的方法就没有问题。至于有机溶剂，笔者通常不会使用。其原因是它看起来似乎能够大量去除块状牙胶，但这之后溶解的牙胶会像塞子一样封住牙本质小管，妨碍了根管冲洗的作用，并进一步对根管充填的密闭性产生不利影响[91-92]。另外，Erdemir等[93]的报道称在根管再治疗时使用有机溶剂会影响根管长度测量仪的准确性。

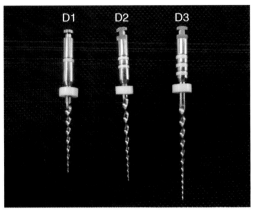

图50 Retreatment D1 ~ D3（Dentsply Sirona）

D1：切削尖端#30/09，16mm。
D2：非切削尖端#25/08，18mm。
D3：非切削尖端#20/07，22mm。

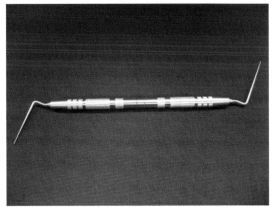

图51 牙胶去除器

双头型，具有长、短两端。

病例 7 去除旧牙胶充填物病例 ▓▓

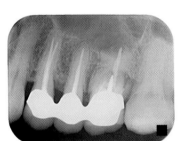

病例7-1：左上颌第一磨牙再治疗，从X线片上看似乎很容易

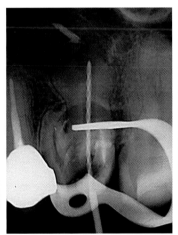

病例7-2：可见腭根牙胶碎片超出根尖孔

病例7-3：用牙胶去除器去除牙胶

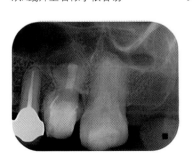

病例7-4：根管充填后

2 台阶攻略

在临床治疗中经常会遭遇台阶，Bergenholtz[94]等的一项调查报告显示，在11%的根尖周病变病例中可观察到台阶的形成。另外Jafarzadeh[95]等报道，常规根管治疗中，台阶的发生率为33%，再治疗时的发生率可达到41%。本书曾经介绍了几种修正台阶的技术。传统方法是先使用预弯的不锈钢K锉探查原始根管，随后用预弯的大锥度手动镍钛锉，可以有效地完成台阶的旁路通过。并且一般认为，如果将旁路通过所需的矫正部分尽早扩大来确保足够的滑行空间，那么在使用机用镍钛旋转器械时就不会被台阶引导，而是跟随原始根管深入，也就是说这一方法是安全可行的。为此，需要使用比02锥度更大的锉来修正台阶。在这种情况下笔者使用的是手用GT锉（Dentsply Sirona）有06~12锥度的型号，切削刃沿逆时针方向加工，并具有非切削尖端的特点。以上旁路通过的操作方法是，首先用K锉形成先导通路至#15，之后使用#20锥度为06~12的手动镍钛锉，为旁路通过引导方向，最后利用这一引导，可以方便地使用机用镍钛旋转器械将根管重新预备成形[96]。

然而，笔者一般使用预弯的#06~#10C⁺锉（Denply Sirona）通过上下提拉动作探查旁路，然后用预弯的马氏体相镍钛锉修正台阶并形成导向通路。此时，马氏体相镍钛锉的使用顺序为（图52）①#15/04、②#25/04、③#25/06、④#30/04。使用马达为Tri Auto ZX2，选择m7（Optimum Torque Reverse，OTR）模式。

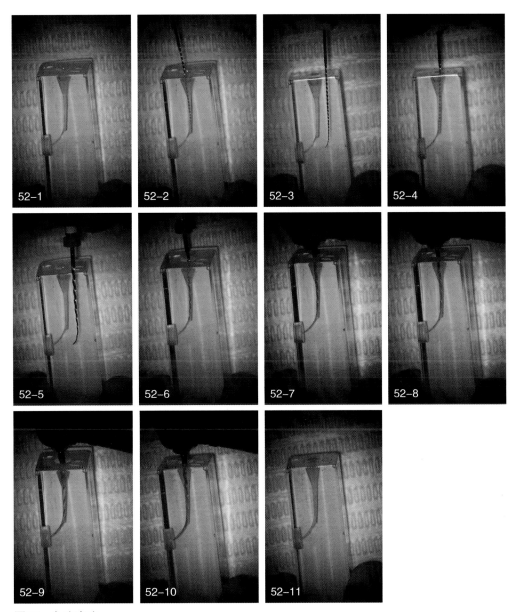

图52　台阶攻略

图52-1：根尖1/3处可见台阶。

图52-2：未做预弯的#10K锉探入后进入台阶处。

图52-3：预弯#10C⁺锉。

图52-4：预弯后进入原始根管（旁路通过）。

图52-5：预弯RE-CT#15/04。

图52-6：RE-CT#15/04手动探入。

图52-7：探入后将锉针装入马达机头（修正台阶并形成导向通路）。

图52-8：RE-CT#25/04。

图52-9：RE-CT#25/06。

图52-10：RE-CT#30/04。

图52-11：台阶修正完成。

病例 8 台阶病例

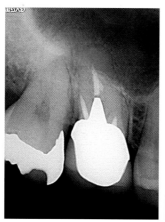
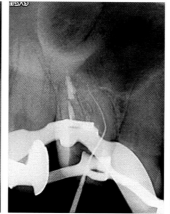
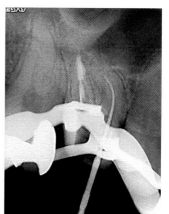

病例8-1：右上颌第一磨牙近颊根内未见根充物

病例8-2：旁路通过

病例8-3：修正台阶

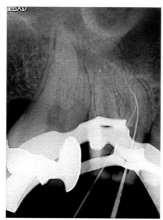
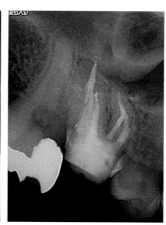

病例8-4：导向通路形成后

病例8-5：根管充填后可见台阶痕迹，近颊两根根尖处融合

3 穿孔的修复

■ 穿孔的定义和原因

Alhadainy[97]对穿孔的定义为，医源性形成的根管和牙周组织之间的交通间隙。穿孔可分为3类：①牙颈部1/3处；②牙根中部1/3处；③牙根尖1/3处。在牙颈部1/3区域，又可分为3类：①牙冠部；②髓底；③根管口侧方。在牙冠部，可再分为3类：牙龈缘上、牙龈缘上和牙槽嵴顶之间、牙槽骨下方。根中部的穿孔好发于磨牙的根管内侧弯曲处，分为带状穿孔和发生于中间部的侧方穿孔。另外，当根尖偏移、根尖破坏时，根尖部产生台阶的同时可能伴有根尖部穿孔。除此之外，牙颈部1/3处的穿孔与牙周组织相交通，预后差；1/3处的穿孔，如果存在外科治疗的可能，则预后良好。

穿孔可能好发于如下几种情形：髓腔入路时、根管内器械操作时和桩道形成时。在开髓时，要在对牙齿冠部髓腔解剖有充分了解的基础上形成髓腔入路，不能过大也不能过小。在如下两种情况下开髓时需特别注意：其一，在牙齿的冠部和根部非常长且牙根钙化根管重中；其二，近中根和远中根非常细窄。在有关影响穿孔修复预后的因素研究中，Fuss等[98]提出5个要素：①穿孔时间；②穿孔大小；③穿孔位置；④开髓的难易程度；⑤穿孔的修复材料。然而，现在认为穿孔位置、开髓效果和修复材料更为重要。穿孔位置的重要程度，主要体现在如果是根分歧处发生穿孔则预后差，不仅骨吸收会持续进行，牙周袋的交通可能也会加速牙周骨组织的破坏，导致预后进一步变差。

■ 外科治疗的适应证，MTA的特性

开髓导致穿孔后，有必要仔细考虑是采用根管内的非外科治疗方法好，还是外科治疗方法好。修复材料的选择，主要考虑以Matrix为主的充填材料，这是以Lemon[99]提倡的Internal Matrix Concept（图53）为基础的。Matrix的使用条件是止血充分、充填材料不能超填以免抑制上皮细胞的增殖等。现在随着MTA的出现，便不需要考虑这一理念了。

Balla等[100]提出，充填材料的主要特征为生物相容性高、没有毒性、与骨相适应的骨水泥材质、密闭性高等。实际使用中研究涉及的材料还有：牙胶、氢氧化钙和银汞等，而MTA是其中治疗效果最好的，是现今最值得信赖的材料。然而，MTA的操作性非常差，需要有熟练的操作技能。Baek等[101]的研究对比银汞、Super EBA和MTA这3种

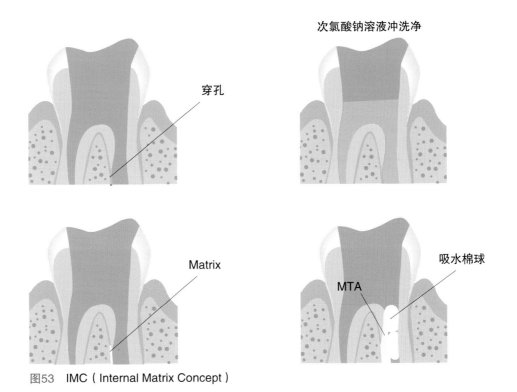

图53　IMC（Internal Matrix Concept）

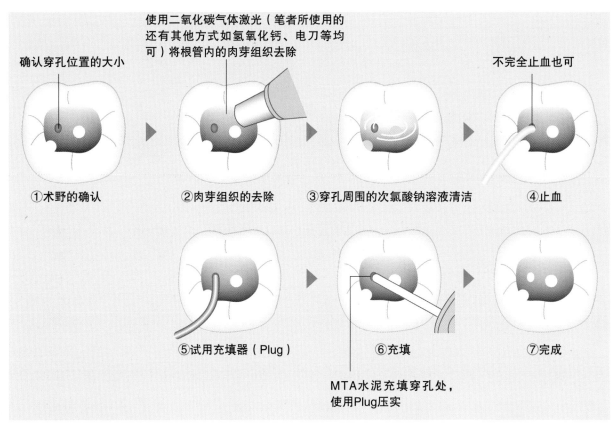

图54 穿孔处理的顺序

材料对根尖周组织的影响，结果显示MTA的安全性最高。在临床效果方面，8年的随访结果显示，使用MTA的治疗成功率达92%[102]。

实际治疗时的操作顺序为：①术野的确认；②肉芽组织的去除；③穿孔周围的次氯酸钠溶液清洁；④止血；⑤试充填器械，⑥充填；⑦完成（图54）。MTA充填时需使用充填器和携带器（Plug和Carrier），与根管充填用的器械相似。

病例 9 穿孔病例

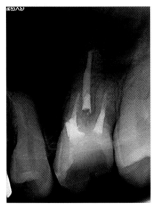 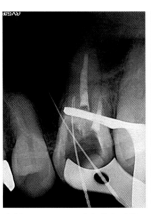 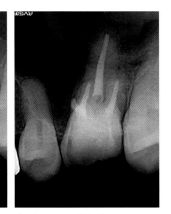

病例9-1：术前牙片显示髓底有一个相当偏根方的穿孔　病例9-2：可见近中根的穿孔位置　病例9-3：MTA修复穿孔　病例9-4：根管充填后

4 分离器械的取出

术前X线片上如果发现根管内存在分离器械，要根据是否有根尖周病变、根管充填状态，以及是否有临床症状来决定治疗方案。对于需要重做冠部修复的病例，如果根尖周无病变、根管充填致密且无临床症状，可以不取出分离器械，将分离器械上段进行预备和严密充填后观察。但是，如果存在根尖周病变，应当取出分离器械。对有疼痛史的患牙，那更有必要取出。虽然疼痛的原因是否与分离器械有关还要进行细致的检查。

在根管治疗中发生器械分离应该如何处理？如果发生在根管扩大和成形的根管治疗的早期阶段，根管内细菌还没有清除或明显减少的情况下器械分离，应该考虑取出分离器械。Spili[103]等对根管治疗中器械分离的发生率以及器械分离对牙髓病专科医生临床非手术根管治疗的影响进行了研究，器械分离发生率为3.3%，其中以镍钛旋转器械最常见（78.1%）。病例最多的是初次根管治疗（91.7%），其次是根管再治疗（8.3%）。根尖周无病变而存在分离器械的病例成功率为98.4%，有根尖周病变的病例成功率为86.7%，病变有无对存在器械分离的病例的成功率无明显影响。结果表明，对于有根尖周病变的患牙，发生器械分离后病变也能治愈。说明并不是所有分离器械都必须取出。也就是说，如果能做到无菌治疗，即使在根管治疗最后阶段发生了器械分离，也不一定要取出。例如，在活髓摘除时，最后阶段根管锉在根尖处刚好折断，这种情况就不需要取出。对于死髓牙，如果X线根尖片未见明显病变，也无临床症状，在根管预备的最后阶段器械在根尖区折断，可以在其上段进行充分的冲洗并采用氢氧化钙适度封药，然后严密充填后观察，不必积极取出[104]。

关于取出方法的文献报告很多，主流是超声取出法和旁路技术（By Pass）。但根尖部采用旁路技术可能存在根管壁穿孔的风险，因此不推荐使用。利用超声工作尖取分离器械的方法又称为分段平台技术，就是在分离器械的上段形成一个平台，再使用超声工作尖插入根管壁与器械之间振动取出（图55-1～图55-3）。保持根管内湿润，从分离器械弯曲内侧通过工作尖轻微上下移动，同时利用空泡效应进行振动，重复操作，致分离器械从根管内弹出。此外，也有根据病例，分别采用套索技术、编织技术、IRS技术（图56）等取出的报告，但其适用范围比较小。

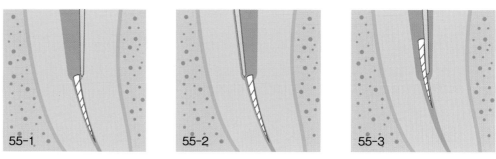

图55　分段平台技术（Ruddle，2014）

图55-1：用超声工作尖在分离器械上段形成平台，再将取出用超声工作尖插入器械弯曲方向内侧。

图55-2：使用取出用超声工作尖在分离器械断端的弯曲外侧制备分离器械弹出通路。

图55-3：根管内反复注满冲洗液，干燥与湿润交替，充分利用空泡效应。

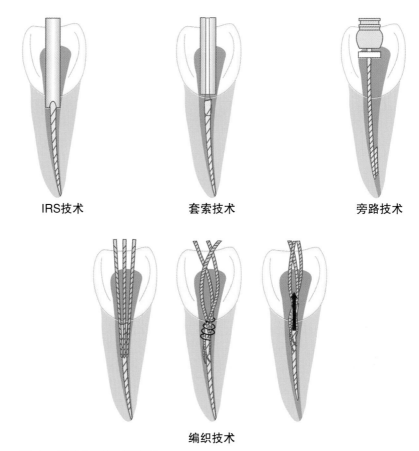

IRS技术　　　　套索技术　　　　旁路技术

编织技术

图56　其他分离器械取出法

病例 10 分离器械取出的病例

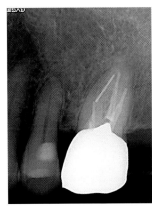 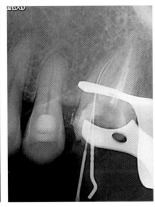 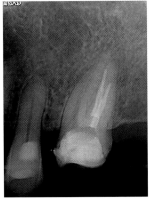 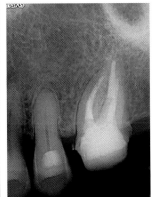

病例10-1：术前近颊根管内可见较长的分离器械影像　病例10-2：取出分离器械后测量近颊2个根管的工作长度　病例10-3：确认分离器械是否完全取出　病例10-4：根管充填后

专栏 **COVID-19与根管治疗**

2020年，新型冠状病毒肺炎（COVID-19）对全球产生了巨大影响。该疾病的正式名称被世界卫生组织于2020年2月11日发布的声明中称为COVID-19，新型冠状病毒本身由国际病毒分类委员会（ICTV）命名为SARS-CoV-2。本文分析了当前（2020年）新型冠状病毒肺炎大流行下的情况针对SARS-CoV-2的根管治疗应对方法。

首先，如同日本国立感染病研究所推荐的那样，医疗从业者应该严格遵守标准预防措施。虽然医疗从业者应该穿戴个人防护装备（PPE），如口罩、护目镜、面罩、长袖外套和手套等，但在实际的临床实践中应该在可能的范围内实施，注意管理废弃物，并避免触碰眼睛和面部，同时进行手部消毒。在武汉，一位医生虽然戴着N95口罩，但却因为没有戴护目镜而被感染了。据报道，他在出现症状的前几天经历了眼结膜充血（红眼病），这表明通过未受到保护的结膜上皮可能是一种感染途径（2019-nCoV transmission through the Ocular surface must not be ignored：《柳叶刀》2020年2月6日电子版）。

此外，美国过敏感染研究所对SARS-CoV-2的气溶胶和液滴状态下吸附于物体表面时的稳定性进行了评估（对照组为SARS-CoV-1）。报告显示，在气溶胶中感染力可以持续3小时以上，在厚纸表面上可以持续24小时，在不锈钢表面上可以持续48小时，在塑料表面上可以持续72小时（Aerosol and Surface stability of SARS-CoV-2 as Compared with SARS-CoV-1：《新英格兰医学杂志》2020年3月17日电子版）。因此，诊室空间的通风是必不可少的。通风有两种方式：自然通风（开窗）和机械通风（如风扇），在2003年7月之后建造的办公室、商业空间和住房中，由于通常建筑物中都安装了机械通风设备，至少可以确保最低限度的通风量（关于COVID-19控制中的"通风"：日本建筑学会环境工程委员会，2020年3月20日）。

此外，在根管治疗中，使用口外抽吸器可能是有用的，因为它可以收集如暂封材料拆除、开髓和使用超声波时可能扩散的气溶胶。此外，碘已被证明对包括冠状病毒在内的病毒具有杀灭作用，虽然对SARS-CoV-2有多大作用还不清楚，但在去除暂封材料之前通过悬液（Moler）消毒也是非常必要的。

专栏作者：矢野芳美（DUOデンタルクリニック）

MB2的手术治疗

对于根管再治疗病例，非手术治疗未必能够达到治愈，而根管外科治疗能够弥补根管治疗的不足，提高根管治疗的成功率。根管外科治疗之所以是必要的，究其原因，首先，即便是已经进行了拔髓处理，做到根管内无菌化也是不可能的；其次，根管再治疗时根管内无菌化将会更加困难。我们进行的根管治疗是有局限性的，作为能够弥补其局限性的根管外科治疗，是为了保存患牙而进行的一种不可或缺的治疗方法。

那么，思考一下根管外科治疗的必要性，也就是说为什么即便进行了常规根管治疗后，根尖病变仍未达到治愈的原因。它们包括以下内容：

① 根管内微生物导致的难治性（粪肠球菌、白色念珠菌等的存在）[105-106]；

② 根尖生物膜（放线菌的存在）[107]；

③ 根管形态的复杂性（网状根管及峡部的存在）[108-109]；

④ 根管的医源性改变（穿孔、根尖孔破坏等）[110]；

⑤ 异物反应[111-113]；

⑥ 根尖囊肿[114]。

1 根尖切除术

根尖切除术作为根管外科治疗中的代表性手术，是上下颌第一磨牙远中根为止的首选手术。根尖切除术的准备工作与牙周手术略有不同，需要准备其专用工具。由于术中使用显微镜，因此需要与之对应的小型器械。例如显微口镜、显微充填器和显微手术刀片等（图57-1～图57-4）。这其中最重要的是牵开器。由于一般口腔外科手术和牙周手术中使用的牵开器无法达到预期目的，因此需要根尖手术专用牵开器。手术步骤如下：

> ① 切开、翻瓣；
> ② 去骨；
> ③ 去除肉芽组织；
> ④ 止血；
> ⑤ 根尖切除；
> ⑥ 断面探查；
> ⑦ 根管倒预备；
> ⑧ 根管倒充填；
> ⑨ 缝合。

在进行切开翻瓣时，后牙通常选择沟内切口，前牙则通常选择膜龈切口[115]，但如果不考虑前牙区的美学问题，则进行沟内切口以便检查颈部附近是否有裂纹或折

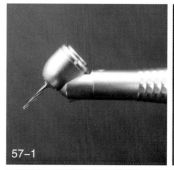
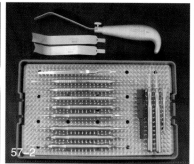
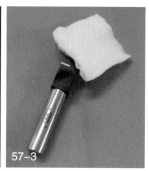
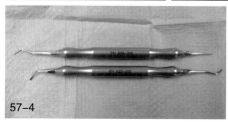

图57　根尖切除术器械
图57-1：手术用外科手机（中西公司）。
图57-2：手术器械套装。
图57-3：MTA成型块（G.Hartzell & Son公司）。
图57-4：MTA输送器。

断[116]。尽管去骨应保持在最低限度，但对于病灶较大的患者来说是不可避免的。肉芽组织应尽可能去除，并注意舌侧不要残留，同时充分止血。如果根尖肉芽组织导致皮质骨穿孔，此时通常可以确定根尖的位置。但许多情况并非如此，因此有必要在手术前拍摄CBCT以确定根尖的位置，以及上颌窦、下颌管、颏孔的位置。切除根尖3mm。根尖部牙本质小管基本与断面平行，因此不会造成牙本质小管暴露[117]。使用超声工作尖进行根尖3mm倒预备，此时一定要在水冷却状态下操作，否则根尖部易产生裂纹。另外，为确保超声工作尖始终沿着牙齿纵轴方向，此时须在低倍显微镜下操作。MTA是目前最值得信赖的根管倒充填材料，但其可操作性较差，因此需要熟练的操作技术。目前也有腻子（膏体）型上市，操作简单。应尽可能使用细尼龙线（5-0或6-0）进行缝合，并在手术后3~4天拆线[117]（图58）。

■ 根管外科治疗的关键点

根管外科治疗的关键点包括：①体位；②止血；③断面探查。

① **体位**：患者的体位很重要。如在磨牙区操作，应尽可能沿平行于牙体长轴方向旋转移动患者的面部和身体，使术区居中。特别是术区位于下颌时，需要让患者面部处于侧方位，以方便手术器械进入。此外，操作者应定位在11点至12点位置，如果是右手操作的话，下颌右侧是最难操作的，所以可能会改到9点钟的位置。操作者持主牵开器或助手持主牵开器（可根据具体情况改变），须特别注意不要损伤颏神经。如有可能，建议在颏孔上部开槽，以防止牵开器打滑。最后，关于显微镜头的定位，由于用显微镜直接观察断面和利用显微口镜反射技术观察断面时，其位置是不同的，应熟练掌握两种情况下显微镜头的定位方法。除断面探查时使用高倍镜，其他操作一般在中低倍镜下进行[118]。

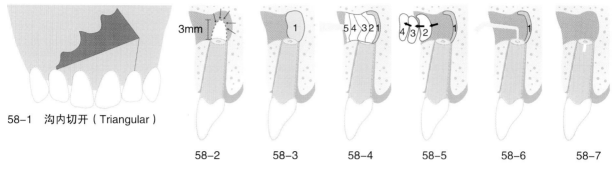

58-1　沟内切开（Triangular）

58-2　　58-3　　58-4　　58-5　　58-6　　58-7

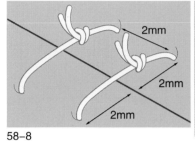

58-8

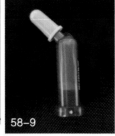

58-9

图58　根尖手术步骤

图58-1：切开、翻瓣。

图58-2：切除根尖约3mm。

图58-3：肾上腺素棉球止血。

图58-4：追加棉球止血。

图58-5：除第一个棉球之外全部取出。

图58-6：用超声工作尖进行根尖3mm倒预备。

图58-7：MTA根管倒充填。

图58-8：使用5-0或6-0尼龙线，间隔2mm缝合。

图58-9：MTA膏剂（Well-Pulp PT，Pentron Japan公司）。

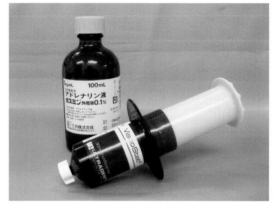

图59　肾上腺素和硫酸铁（止血剂）（ULTRADENT JAPAN公司）

② **止血**：包括术前止血和术中止血两大关键点。首先，在术前麻醉后血管收缩剂充分发挥作用前，不要急于开始手术，等待20～30分钟，毛细血管收缩后再开始手术。术中将肾上腺素棉球（Bosmin棉球）置入骨窦内加压止血。多数情况下即可止血，但如果仍然无法止血，可用小毛刷将硫酸铁（ViscoStat）涂抹在骨窦内，然后立即用水冲洗以止血[117]（图59）。

③ **断面探查**：用小毛刷于断面涂抹亚甲基蓝，水洗后观察染色情况。需注意染色前必须干燥断面，否则亚甲基蓝不易染色。观察是否有微渗漏、遗漏根管、钙化根管、裂纹或折断以及是否存在峡部。亚甲基蓝染色的部分是由超声工作尖形成的，应使用稍细的工作尖来保存剩余的牙本质[117]。

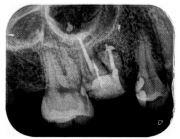 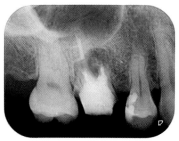 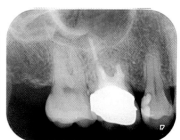

病例11-1：右上颌第一磨牙近颊根 病例11-2：再治疗后行根尖切除术 病例11-3：术后6个月修复体完成，
穿孔   根尖病变愈合

2 意向性再植术

关于MB2的根管外科治疗，除根尖切除术之外，还可以选择意向性再植术。尤其适用于上颌第二磨牙或根尖切除术失败的病例。

术前的检查和诊断，确保没有冠方渗漏是必不可少的，如果无法确定，就无法获得成功。此外，术前应进行CBCT检查，以准确掌握解剖信息。麻醉后，手术步骤如下[119]。

---

① **沟内切开**：通过沟内切开来切断牙周韧带；

② **拔牙**：使用金刚砂拔牙钳（图60）缓慢拔牙，注意尽量避免损伤根面牙骨质和牙周膜。在把牙齿从牙槽窝内取出之前，让助手用弹性绷带缠绕拔牙钳的手持部分2～3圈之后，再将牙齿拔除，置入保存液内；

③ **根尖切除**：使用裂钻或外科裂钻切除根尖3mm；

④ **根管倒预备**：用根管倒预备专用超声工作尖或羽状裂钻均可操作。如用裂钻操作的话因耗时较短，可无须使用牙椅的水冷却，仅可在用注射器和针头对牙齿喷射保存液降温的同时，完成3mm根尖倒预备；

⑤ **根管倒充填**：使用MTA或Supe EBA进行根管倒充填。Supe EBA倒充填数分钟后即可抛光；

⑥ **再植**：以前的观点是再植前一般不进行拔牙窝搔刮，但现在并非完全如此，笔者一直在积极地进行根尖部搔刮；

⑦ **固定**：一般情况下无须固定，但如果有牙齿晃动的情况可用缝合线固定。

术后牙周膜与颈部结缔组织之间的再附着需要约1周，牙槽窝内牙周膜的再附着需要约2周，完全愈合需要1～2个月。上下颌第二磨牙尤其是再治疗的情况下，通常根管治疗结束后进行6个月左右的观察随访，再开始制作最终修复体是比较稳妥的。也就是说，如果在根管治疗后立即进行修复体治疗，后期随访过程中出现问题，不得不进行意向性再植时，可能会破坏之前制作好的修复体，因此需要与患者彻底沟通之后再制订治疗计划。

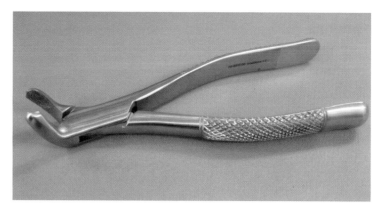

图60　金刚砂拔牙钳（RODENT）

■ 要点

需要注意的问题包括：拔牙方法、口外处置时间、固定及术前说明（图61）。

① 使用拔牙钳拔牙时，钳子的前端应保持在釉牙骨质界上方，注意避免损伤颈部牙周膜和牙骨质。

→易引起吸收。

② 多花一些时间来拔牙。

→这是为了防止拔牙过程中的牙根断裂，并尽可能留下健康的牙周膜。早期骨性愈合的发生取决于剩余的健康牙周膜组织的量[120-121]。

③ 拔牙后的牙齿干燥时间应控制在18分钟内[122-123]，并在尽可能短的时间内完成口外治疗。

→保存液对于最大限度地减少因干燥引起的牙周膜组织的损害是必不可少的。而溶液的pH和渗透压非常重要。目前能够购买到的保存液包括HBSS（Hank's Balanced Salt Solution）缓冲液及牙齿保存液（NEO制药）等（图62）[123]。

④ 避免刚性固定。

→易引起骨性愈合[123]。

⑤ 向患者进行充分解释说明并获得患者同意。

→拔牙过程中根折的可能性高，如出现这种情况，治疗可能演变为单纯的拔牙而无法进行再植。即便完成了意向性再植术，也有可能无法达到最初的目标，同时术后易出现骨性愈合或根吸收，以上均应在治疗开始前对患者进行充分的解释说明。

Cho等[124]研究发现，意向性再植术12年后患牙保存率为93%，3年后治愈率从91%下降至77%，被评价为拔牙或修复治疗的替代性治疗。

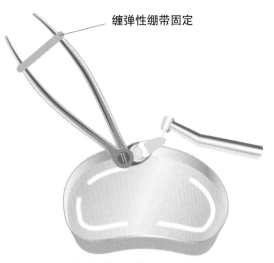

缠弹性绷带固定

图61　意向性再植的注意点
钳子把手用弹性绷带固定，缓慢拔牙，使用手机进行根尖切除及根管倒预备，18分钟内操作完毕。

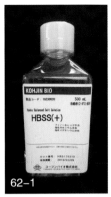
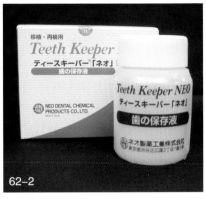

62-1　　　62-2

图62　HBSS和NEO保存液
图62-1：HBSS（KOHJIN BIO制药，缓冲液）。
图62-2：NEO保存液（NEO制药工业）。

病例 12 意向性再植术

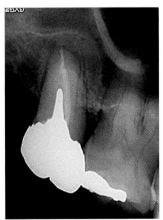 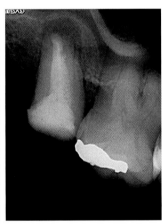 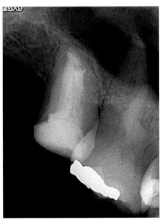

病例12-1：上颌右侧第二磨牙可见根尖部病变

病例12-2：根管再治疗后未见愈合趋势，遂行意向性再植术

病例12-3：术后6个月根尖部可见明显根周膜影像

参考文献

1—MB2的形态特征

[1] Vertucci FJ: Root canal morphology and its relationship to endodontic procedures. Endod Topics, 10: 1601–1538, 2005.

[2] Kulild JC, Peters DD: Incidence and configuration of canal systems in the mesiobuccal root of maxillary first and second molars. J Endod, 16: 311–317, 1990.

[3] Thomas RP, Moule AJ, Bryant R: Root canal morphology of maxillary permanent first molar teeth at various ages. Int Endod J, 26: 257–267, 1993.

[4] Buhrley LJ, Barrows MJ, BeGole EA, Wenckus CS: Effect of magnification on locating the MB2 canal in maxillary molars. J Endod, 28: 324–327, 2002.

[5] Baldassari-Cruz LA, Lilly JP, Rivera EM: The influence of dental operating microscopes in locating the mesiolingual canal orifices. Oral Surg Oral Med Oral Pathol Oral Radiol Endod, 93: 190–194, 2002.

[6] Schwarze T, Baethge C, Stecher T, Geurtsen W: Identification of second canals in the mesiobuccal root of maxillary first and second molars using magnifying loupes or an operating microscope. Aust Endod J, 28: 57–60, 2002.

[7] Stropko JJ: Canal morphology of maxillary molars: clinical observations of canal configurations. J Endod, 25: 446–450, 1999.

[8] Cleghorn BM, Christie WH, Dong CC: Root and root canal morphology of the human permanent maxillary first molar: a literature review. J Endod, 32: 813–821, 2006.

[9] Weine FS, Hayami S, Hata G, Toda T: Canal configuration of the mesiobuccal root of the maxillary first molar of a Japanese sub-population. Int Endod J, 32: 79–87, 1999.

[10] Hoen MM, Pink FE: Contemporary endodontic retreatments: an analysis based on clinical treatment findings. J Endod, 28: 834–836, 2002.

[11] Tachibana H, Matsumoto K: Applicability of X-ray computerized tomography in endodontics. Endod Dent Traumatol, 6: 16–20, 1990.

[12] Scarfe WC, Farman AG, Sukovic P: Clinical applications of cone-beam computed tomography in dental practice. J Can Dent Assoc, 72: 75–80, 2006.

[13] Patel S, Dawood A, Ford TP, Whaites E: The potential applications of cone beam computed tomography in the management of endodontic problems. Int Endod J, 40: 818–830, 2007.

[14] Liedke GS, da Silveira HE, da Silveira HL, et al: Influence of voxel size in the diagnostic ability of cone beam tomography to evaluate simulated external root resorption. J Endod, 35: 233–235, 2009.

[15] da Silveira PF, Vizzotto MB, Liedke GS, et al: Detection of vertical root fractures by conventional radiographic examination and cone beam computed tomographyan in vitro analysis. Dent Traumatol, 29: 41–46, 2013.

[16] Zhang Y, Xu H, Wang D, et al: Assessment of the second mesiobuccal root canal in maxillary first molars: a cone-beam computed tomographic study. J Endod, 43: 1990–1996, 2017.

[17] Hiebert BM, Abramovitch K, Rice D, et al: Prevalence of second mesiobuccal canals in maxillary first molars detected using cone-beam computed tomography, direct occlusal access, and coronal plane grinding. J Endod, 43: 1711–1715, 2017.

[18] Vizzotto MB, Silveira PF, Arus NA, et al: CBCT for the assessment of second mesio-buccal (MB2) canals in maxillary molar teeth: effect of voxel size and presence of root filling. Int Endod J, 46: 870–876, 2013.

[19] Karabucak B, Bunes A, Chehoud C, et al: Prevalence of apical periodontitis in endodontic premolars and molars with untreated canal: a cone-beam computed tomography study. J Endod, 42: 538–541, 2016.

[20] Special Committee to Revise the Joint AAE/AAOMR Position Statement on use of CBCT in Endodontics: AAE and AAOMR joint position statement: Use of cone beam computed tomography in endodontics 2015 update. J Endod, 41: 1393–1396, 2015.

[21] Martins JNR, Alkhawas MAM, Altaki Z, et al: Ginjeira worldwide analyses of maxillary first molar second mesiobuccal prevalence: a multicenter cone-beam computed tomographic study. J Endod, 44: 1641–1649, e1, 2018.

[22] Guo J, Vahidnia A, Sedghizadeh P, Enciso R: Evaluation of root and canal morphology of maxillary permanent first molars in a North American population by cone-beam computed tomography. J Endod, 40: 635–639, 2014.

[23] Neelakantan P, Subbarao C, Ahuja R, et al: Cone-beam computed tomography study of root and canal morphology of maxillary first and second molars in an Indian population. J Endod, 36: 1622–1627, 2010.

[24] Ratanajirasut R, Panichuttra A, Panmekiate S: A cone-beam computed tomographic study of root and canal morphology of maxillary first and second permanent molars in a Thai population. J Endod, 44: 56–61, 2018.

[25] Tian XM, Yang XW, Qian L, et al: Analysis of the root and canal morphologies in maxillary first and second molars in a Chinese population using cone-beam computed tomography. J Endod, 42: 696–701, 2016.

[26] Kim Y, Lee SJ, Woo J: Morphology of maxillary first and second molars analyzed by cone-beam computed tomography in a korean population: variations in the number of roots and canals and the incidence of fusion. J Endod, 38: 1063–1068, 2012.

[27] Jo HH, Min JB, Hwang HK: Analysis of C-shaped root canal configuration in maxillary molars in a Korean population using cone-beam computed tomography. Restor Dent Endod, 41: 55–62, 2016.

[28] al Shalabi RM, Omer OE, Glennon J, et al: Root canal anatomy of maxillary first and second permanent molars. Int Endod J, 33: 405–414, 2000.

[29] 小川 淳，關 聖太郎: 歯科用コーンビームCT画像における上顎大臼歯の歯根および根管形態の観察．日歯内療会誌，38: 57–62，2017.

[30] Fan B, Cheung GSP, Fan M, et al: C-shaped canal system in mandibular second molars: part I—anatomical features. J Endod, 30: 899–903, 2004.

[31] Martins JN, Mata A, Marques D, et al: Prevalence and characteristics of the maxillary C-shaped molar. J Endod, 42: 383–389, 2016.

[32] von Arx T: Frequency and type of canal isthmuses in first molars detected by endoscopic inspection during periradicular surgery. Int Endod J, 38: 160–168, 2005.

[33] Hsu Y, Kim S: The resected root surface: the issue of canal isthmuses. Dent Clin North Am, 3: 529–540, 1997.

[34] Teixeira FB, Sano CL, Gomes BP, et al: A preliminary in vitro study of the incidence and position of the root canal isthmus in maxillary and mandibular first molars. Int Endod J, 36: 276–280, 2003.

[35] Jung IY, Seo MA, Fouad AF, et al: Apical anatomy in mesial and mesiobuccal roots of permanent first molars. J Endod, 31: 364–368, 2005.

2—MB2根管口的探查和根管预备

[36] Acosta Vigouroux SA, Trugeda Bosaans SA: Anatomy of the pulp chamber floor of the permanent maxillary first molar. J Endod, 4: 214–219, 1978.

[37] Görduysus MO, Görduysus M, Friedman S: Operating microscope improves negotiation of second mesiobuccal canals in maxillary molars. J Endod, 27: 683–686, 2001.

[38] Peikoff MD, Christie WH, Fogel HM: The maxillary second molar: variations in the number of roots and canals. Int Endod J, 29: 365–369, 1996.

[39] Libfeld H, Rotstein I: Incidence of four-rooted maxillary second molars: literature review and radiographic survey of 1,200 teeth. J Endod, 15: 129–131, 1989.

[40] Kim Y, Lee SJ, Woo J: Morphology of maxillary first and second molars analyzed by cone-beam computed tomography in a Korean population: variations in the number of roots and canals and the incidence of fusion. J Endod, 38: 1063–1068, 2012.

[41] Casper RB, Roberts HW, Roberts MD, et al: Comparison of autoclaving effects on torsional deformation and fracture resistance of three innovative endodontic file systems. J Endod, 37: 1572–1575, 2011.

[42] Shen Y, Zhou HM, Zheng YF, et al: Current challenges and concepts of the thermomechanical treatment of nickel-titanium instruments. J Endod, 39: 163–172, 2013.

[43] Shen Y, Qian W, Abtin H, Gao Y, Haapasalo M: Effect of environment on fatigue failure of controlled memory wire nickel-titanium rotary instruments. J Endod, 38: 376–380, 2012.

[44] McKelvey AL, Ritchie RO: Fatigue-crack growth behavior in the superelastic and shape-memory material nitinol. Metall Mater Trans A, 32A: 731–743, 2001.

[45] 尾上正治，濱田泰子: Nex NiTiファイルの周期疲労破折耐性に対する熱処理の影響．日歯内療会誌，40: 92–97，2019.

[46] Shen Y, Qian W, Abtin H, et al: Fatigue testing of controlled memory wire nickel-titanium rotary instruments. J Endod, 37: 997–1001, 2011.

[47] Testarelli L, Plotino G, Al-Sudani D, et al: Bending properties of a new nickel-titanium alloy with a lower percent by weight of nickel. J Endod, 37: 1293–1295, 2011.

[48] Peters OA, Gluskin AK, Weiss RA, Han JT: An in vitro assessment of the physical properties of novel Hyflex nickel-titanium rotary instruments. Int Endod J, 45: 1027–1034, 2012.

[49] Gao Y, Gutmann JL, Wilkinson K, et al: Evaluation of the impact of raw materials on the fatigue and mechanical properties of ProFile Vortex rotary instruments. J Endod, 38: 398–401, 2012.

[50] Morgental RD, Vier-Pelisser FV, Kopper PM, et al: Cutting efficiency of conventional and martensitic nickel-titanium instruments for coronal flaring. J Endod, 39: 1634–1638, 2013.

[51] Vasconcelos RA, Arias A, Peters OA: Lateral and axial cutting efficiency of instruments manufactured with conventional nickel-titanium and novel gold metallurgy. Int Endod J, 51: 577–583, 2018.

[52] Bardsley S, Peters CI, Peters OA: The effect of three rotational speed settings on torque and apical force with vortex rotary instruments in vitro. J Endod, 37: 860–864, 2011.

[53] Pasqualini D, Mollo L, Scotti N, et al: Postoperative pain after manual and mechanical glide path: a randomized clinical trial. J Endod, 38: 32–36, 2012.

[54] Berutti E, Cantatore G, Castellucci A, et al: Use of nickel-titanium rotary PathFile to create the glide path: comparison with manual preflaring in simulated root canals. J Endod, 35: 408–412, 2009.

[55] 神戸 良，中谷豪介，牛窪敏博，石井 宏: トライオートZX2の2つの異なる使用法で行った根管拡大形成における最終根管拡大形成後の終末位置と解剖学的根尖孔までの距離の比較検討．日歯内療会

誌，40: 174–178，2019.

[56] Bergenholtz G, Malmcrona E, Milthon R: Endodontic treatment and periapical state. II. Radiologic evaluation of quality of root fillings in relation to frequency of periapical lesions. Tandlakartidningen, 65: 269–279, 1973.

[57] Sjogren U, Hagglund B, Sundqvist G, Wing K: Factors affecting the long–term results of endodontic treatment. J Endod, 16: 498–504, 1990.

[58] Ricucci D, Langeland K: Apical limit of root canal instrumentation and obturation, part 2. A histological study. Int Endod J, 31: 394–409, 1998.

[59] Zehnder M: Root canal irrigants. J Endod, 32: 389–398, 2006.

[60] Aminoshariae A, Kulild J: Master apical file size — smaller or larger: a systematic review of microbial reduction. Int Endod J, 48: 1007–1022, 2015.

[61] Azim AA, Griggs JA, Huang GT: The Tennessee study: factors affecting treatment outcome and healing time following nonsurgical root canal treatment. Int Endod J, 49: 6–16, 2016.

[62] Rodrigues RCV, Zandi H, Kristoffersen AK, et al: Influence of the apical preparation size and the irrigant type on bacterial reduction in root canal–treated teeth with apical periodontitis. J Endod, 43: 1058–1063, 2017.

[63] De–Deus G, Moreira EJ, Lopes HP, Elias CN: Extended cyclic fatigue life of F2 ProTaper instruments used in reciprocating movement. Int Endod J, 43: 1063–1068, 2010.

[64] 牛窪敏博，渡邊浩章: ニッケルチタンファイルへ連続回転運動あるいは反復運動を負荷時に生じる周期疲労破折特性. 日歯内療会誌，37: 150–155，2016.

[65] Gambarini G, Giansiracusa Rubini A, Sannino G, et al: Cutting efficiency of nickel–titanium rotary and reciprocating instruments after prolonged use. Odontology, 104: 77–81, 2016.

[66] Duque JA, Duarte MA, Canali LC, et al: Comparative effectiveness of new mechanical irrigant agitating devices for debris removal from the canal and isthmus of mesial roots of mandibular molars. J Endod, 43: 326–331, 2017.

[67] Bao P, Shen Y, Lin J, Haapasalo M: In vitro efficacy of XP–endo finisher with 2 different protocols on biofilm removal from apical root canals. J Endod, 43: 321–325, 2017.

3—MB2的根管冲洗及根管封药

[68] Thé SD, Maltha JC, Plasschaert AJ: Reactions of guinea pig subcutaneous connective tissue following exposure to sodium hypochlorite. Oral Surg Oral Med Oral Pathol, 49: 460–466, 1980.

[69] Spangberg L, Engström B, Langeland K: Biologic effects of dental materials. 3. Toxicity and antimicrobial effect of endodontic antiseptics in vitro. Oral Surg Oral Med Oral Pathol, 36: 856–871, 1973.

[70] Siqueira JF Jr, Batista MM, Fraga RC, de Uzeda M: Antibacterial effects of endodontic irrigants on black–pigmented gram–negative anaerobes and facultative bacteria. J Endod, 24: 414–416, 1998.

[71] Bystrom A, Sundqvist G: The antibacterial action of sodium hypochlorite and EDTA in 60 cases of endodontic therapy. Int Endod J, 18: 35–40, 1985.

[72] Abou–Rass M, Oglesby SW: The effects of temperature, concentration, and tissue type on the solvent ability of sodium hypochlorite. J Endod, 7: 376–377, 1981.

[73] Serper A, Calt S: The demineralizing effects of EDTA at different concentrations and pH. J Endod, 28: 501–502, 2002.

[74] Gutarts R, Nusstein J, Reader A, Beck M: In vivo debridement efficacy of ultrasonic irrigation following hand–rotary instrumentation in human mandibular molars. J Endod, 31: 166–170, 2005.

[75] 田辺直紀: 次亜塩素酸ナトリウム溶液の消毒効果と変化. 日大歯紀，42: 17–24，2014.

[76] de Gregorio C, Estevez R, Cisneros R, et al: Efficacy of different irrigation and activation systems on the penetration of sodium hypochlorite into simulated lateral canals and up to working length: an in vitro study. J Endod, 36: 1216–1221, 2010.

[77] Jiang LM, Verhaagen B, Versluis M, van der Sluis LW: Evaluation of a sonic device designed to activate irrigant in the root canal. J Endod, 36: 143–146, 2010.

[78] Blanscet ML, Tordik PA, Goodell GG: An agar diffusion comparison of the antimicrobial effect of calcium hydroxide at five different concentrations with three different vehicles. J Endod, 34: 1246–1248, 2008.

[79] Siqueira JF Jr, Lopes HP: Mechanisms of antimicrobial activity of calcium hydroxide: a critical review. Int Endod J, 32: 361–369, 1999.

[80] Grammer LC, Harris KE, Cugell DW, et al: Evaluation of a worker with possible formaldehyde–induced asthma. J Allergy Clin Immunol, 92: 29–33, l993.

[81] Hendrick DJ, Lane DJ: Occupational formalin asthma. Br J Ind Med, 34: 11–18, 1977.

[82] Ritchie IM, Lehnen RG: Formaldehyde–related health complaints of residents living in mobile and convention–al homes. Am J Public Health, 77: 323–328, 1987.

[83] Patterson R, Paterase V, Grammer LC, et al: Human antibodies against formaldehyde–human serum albumin conjugates or human serum albumin in individuals exposed to formaldehyde. Int Arch Allergy Appl Immunol, 79: 53–59, l986.

[84] Blair A, Saracci R, Stewart PA, et al: Epidemiologic evidence on the relationship between formaldehyde exposure and cancer. Scand J Work Environ Health, 16: 381–393, 1990b.

[85] Partanen T: Formaldehyde exposure and respiratory cancer — a meta-analysis of the epidemiologic evidence. Scand J Work Environ Health, 19: 8-15, 1993.

[86] McLaughlin JK: Formaldehyde and cancer: a critical review. Int Arch Occup Environ Health, 66: 295-301, 1994.

[87] Hughes DE, Wright KR, Uy HL, et al: Bisphosphonates promote apoptosis in murine osteoclasts in vitro and in vivo. J Bone Miner Res, 10: 1478-1487, 1995.

4—MB2根管充填的要点

[88] Peng L, Ye L, Tan H, Zhou X: Outcome of root canal obturation by warm gutta-percha versus cold lateral condensation: a meta-analysis. J Endod, 33: 106-109, 2007.

[89] Chybowski EA, Glickman GN, Patel Y, et al: Clinical outcome of non-surgical root canal treatment using a single-cone technique with endosequence bioceramic sealer: a retrospective analysis. J Endod, 44: 941-945, 2018.

[90] 牛窪敏博: Well-Pulp STを根管充填用シーラーとして用いた場合の根管内湿潤状態がシーラーのせん断接着強さに与える影響. 日歯内療会誌, 40: 86-91, 2019.

5—MB2的非手术根管再治疗

[91] Horvath SD, Altenburger MJ, Naumann M, et al: Cleanliness of dentinal tubules following gutta-percha removal with and without solvents: a scanning electron microscopic study. Int Endod J, 42: 1032-1038, 2009.

[92] Erdemir A, Eldeniz AU, Belli S, Pashley DH: Effect of solvents on bonding to root canal dentin. J Endod, 30: 589-592, 2004.

[93] Er O, Uzun O, Ustun Y, et al: Effect of solvents on the accuracy of the Mini Root ZX apex locator. Int Endod J, 46: 1088-1095, 2013.

[94] Bergenholtz G, Lekholm U, Milthon R, et al: Retreatment of endodontic fillings. Scand J Dent Res, 87: 217-224, 1979.

[95] Jafarzadeh H, Abbott PV: Ledge formation: review of a great challenge in endodontics. J Endod, 33: 1155-1162, 2007.

[96] 牛窪敏博: レッジを伴った大臼歯の根管治療. 日歯内療会誌, 35: 138-144, 2014.

[97] Alhadainy HA: Root perforations. A review of literature. Oral Surg Oral Med Oral Pathol, 78: 368-374, 1994.

[98] Fuss Z, Trope M: Root perforations: classification and treatment choices based on prognostic factors. Endod Dent Traumatol, 12: 255-264, 1996.

[99] Lemon RR: Nonsurgical repair of perforation defects. Internal matrix concept. Dent Clin North Am, 36: 439-457, 1992.

[100] Balla R, LoMonaco CJ, Skribner J, Lin LM: Histological study of furcation perforations treated with tricalcium phosphate, hydroxylapatite, amalgam, and life. J Endod, 17: 234-238, 1991.

[101] Baek SH, Plenk H Jr, Kim S: Periapical tissue responses and cementum regeneration with amalgam, Super EBA, and MTA as root-end filling materials. J Endod, 31: 444-449, 2005.

[102] Gorni FG, Andreano A, Ambrogi F, et al: Patient and clinical characteristics associated with primary healing of iatrogenic perforations after root canal treatment: results of a long-term Italian study. J Endod, 42: 211-215, 2016.

[103] Spili P, Parashos P, Messer HH: The impact of instrument fracture on outcome of endodontic treatment. J Endod, 31: 845-850, 2005.

[104] Madarati AA, Hunter MJ, Dummer PM: Management of intracanal separated instruments. J Endod, 39: 569-581, 2013.

6—MB2的手术治疗

[105] Sundqvist G, Figdor D, Persson S, Sjögren U: Microbiologic analysis of teeth with failed endodontic treatment and the outcome of conservative re-treatment. Oral Surg Oral Med Oral Pathol Oral Radiol Endod, 85: 86-93, 1998.

[106] Orstavik D, Haapasalo M: Disinfection by endodontic irrigants and dressings of experimentally infected dentinal tubules. Endod Dent Traumatol, 6: 142-149, 1990.

[107] Tronstad L, Barnett F, Riso K, Slots J: Extraradicular endodontic infections. Endod Dent Traumatol, 3: 86-90, 1987.

[108] von Arx T: Frequency and type of canal isthmuses in first molars detected by endoscopic inspection during periradicular surgery. Int Endod J, 38: 160-168, 2005.

[109] Peters OA, Schönenberger K, Laib A: Effects of four Ni-Ti preparation techniques on root canal geometry assessed by micro computed tomography. Int Endod J, 34: 221-230, 2001.

[110] Gorni FG, Gagliani MM: The outcome of endodontic retreatment: a 2-yr follow-up. J Endod, 30: 1-4, 2004.

[111] Sjögren U, Sundqvist G, Nair PN: Tissue reaction to gutta-percha particles of various sizes when implanted subcutaneously in guinea pigs. Eur J Oral Sci, 103: 313-321, 1995.

[112] Sedgley CM, Messer H: Long-term retention of a paper point in the periapical tissues: a case report. Endod Dent Traumatol, 9: 120-123, 1993.

[113] Nair PN, Sjögren U, Sundqvist G: Cholesterol crystals as an etiological factor in non-resolving chronic inflammation: an experimental study in guinea pigs. Eur J Oral Sci, 106(2 Pt 1): 644-650, 1998.

[114] Nair PN: New perspectives on radicular cysts: do they heal? Int Endod J, 31: 155–160, 1998.

[115] Velvart P, Peters CI: Soft tissue management in endodontic surgery. J Endod, 31: 4–16, 2005.

[116] Velvart P, Peters Cl, Peters OA: Soft tissue management : flap design, incision, tissue elevation and tissue reaction. Endod Topics, 11: 78–97, 2005.

[117] Kim S, Kratchman S: Modern endodontic surgery concepts and practice: a review. J Endod, 32: 601–623, 2006.

[118] Niemczyk SP: Essentials of endodontic microsurgery. Dent Clin North Am, 54: 375–399, 2010.

[119] Kim S, Pecora G Rubinstein RA: Color Atlas of Microsurgery in Endodontics, Saunders, Philadelphia, 2000.

[120] Andreasen JO: Treatment of fractured and avulsed teeth. J Dent Child, 38: 29–48, 1971.

[121] Weine FS: The case against intentional replantation. J Am Dent Assoc, 100: 664–668, 1980.

[122] Andreasen JO, Hjorting–Hansen E: Replantation of teeth. I. Radiographic and clinical study of 110 human teeth replanted after accidental loss. Acta Odontol Scand, 24: 263–286, 1966.

[123] Andreasen JO: Relationship between cell damage in the periodontal ligament after replantation and subsequent development of root resorption. A time–related study in monkeys. Acta Odontol Scand, 39: 15–25, 1981.

[124] Cho SY, Lee Y, Shin SJ, et al: Retention and healing outcomes after intentional replantation. J Endod, 42: 909–915, 2016.

专栏参考文献

[1] 藤田恒太郎: 歯の解剖学，金原出版，東京，1949.

[2] 金澤英作: 日本人の歯とそのルーツ．わかば出版，東京，2011.

本书中出现的主要用品
（按文中先后顺序）

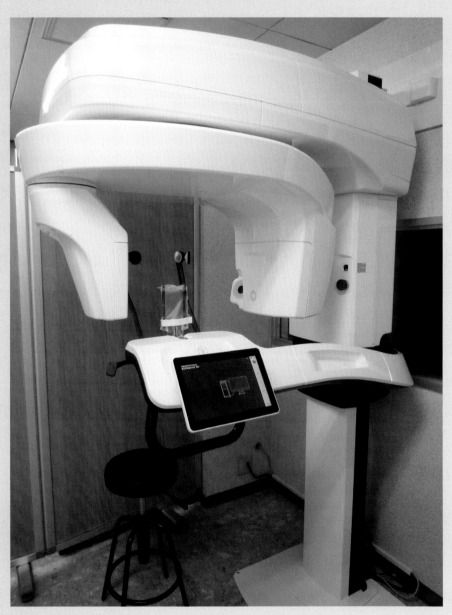

Trophypan Supreme 3D

（YOSHIDA公司）

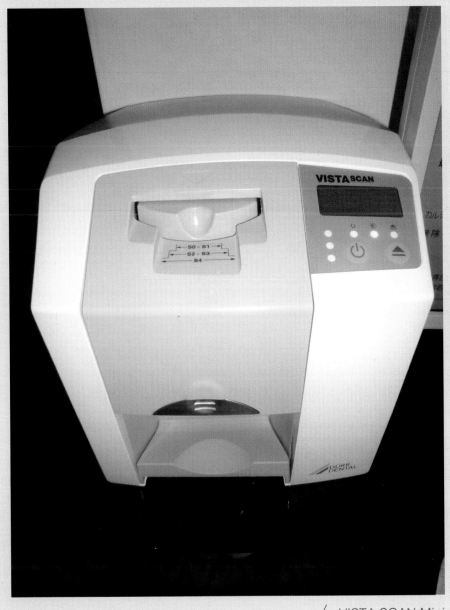

VISTA SCAN Mini
（YOSHIDA公司）

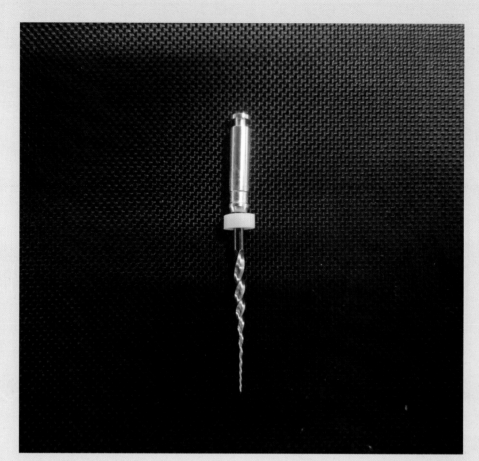

RE-CX锉
（YOSHIDA公司）

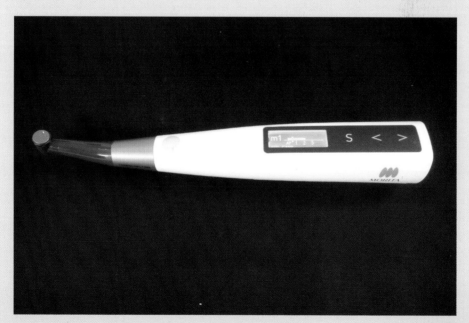

Tri Auto ZX2
（YOSHIDA公司）

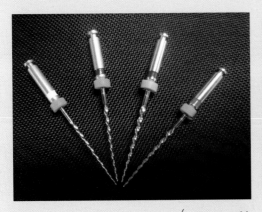

/ RE-CT锉

#15/04、#25/04、#25/06、#35/04
（YOSHIDA公司）

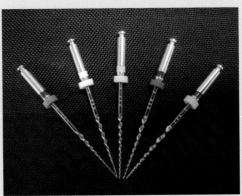

/ RE-VT锉

#19/04v、#20/05v、#20/07v、#25/08v、#30/08v
（YOSHIDA公司）

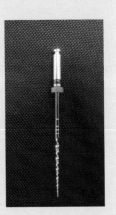

/ ONE锉

#25/08v
（YOSHIDA公司）

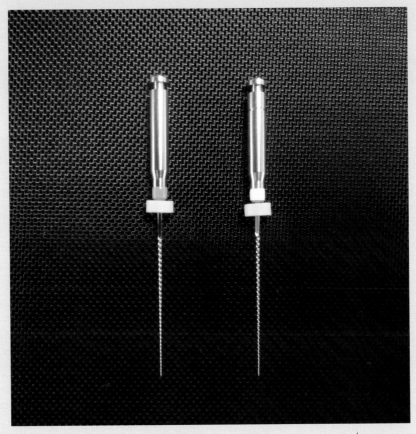

/ 超级锉

（MANI公司）

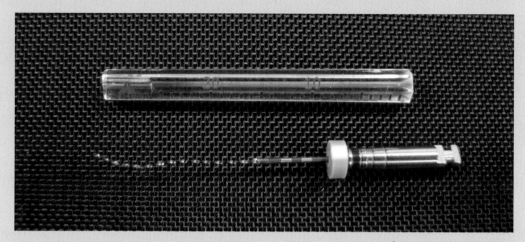

XP-endo Finisher

（FKG公司，白水贸易公司）

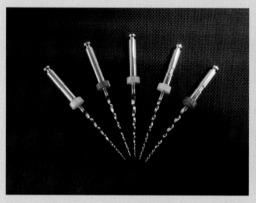

BioRaCe BR1～BR5

（FKG公司，白水贸易公司）

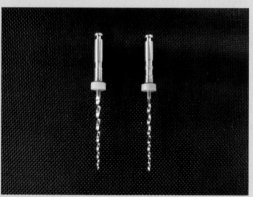

BioRaCe BR6、BR7

（FKG公司，白水贸易公司）

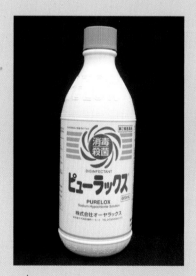

PURELOX次氯酸钠溶液

（Oyalox公司）

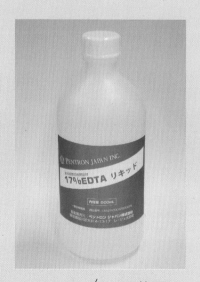

17%的EDTA

（Pentron Japan公司）

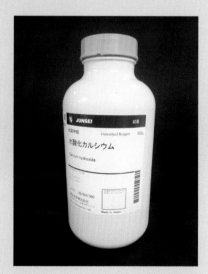

氢氧化钙

（纯正化学公司）

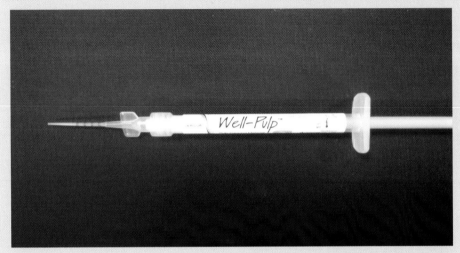

盖髓材料Well-Pulp ST
（Pentron Japan公司）

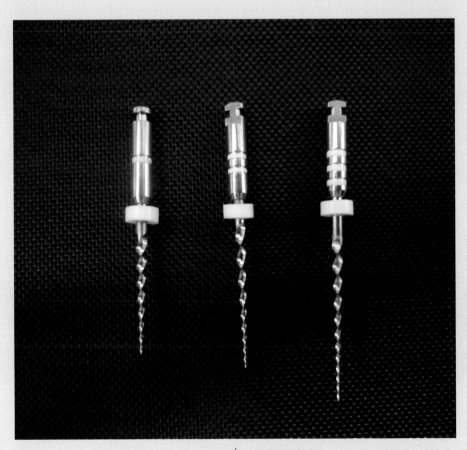

再治疗锉（Retreatment D1~D3）
（Dentsply Sirona公司）

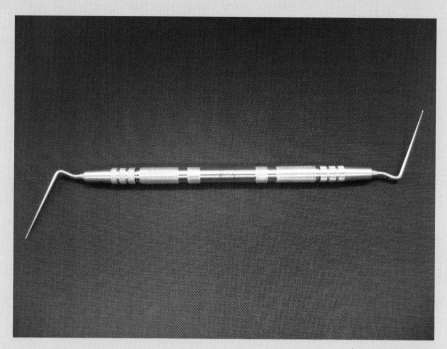

牙胶去除器

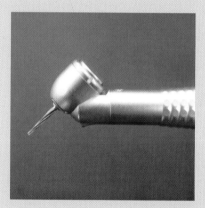

外科手机
（中西公司）

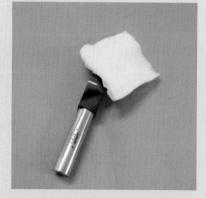

MTA成型块
（G.HartzelL & Son公司）

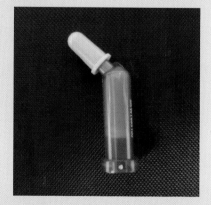

Well-Pulp PT
（Pentron Japan公司）

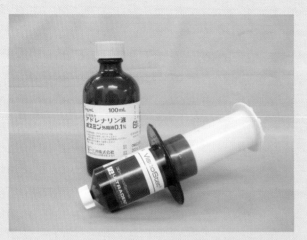

肾上腺素和硫酸铁
（ULTRADENT JAPAN公司）

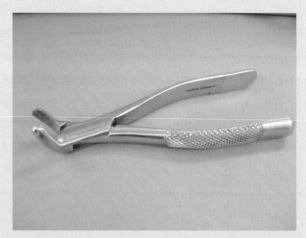

金刚砂拔牙钳
（RODENT公司）

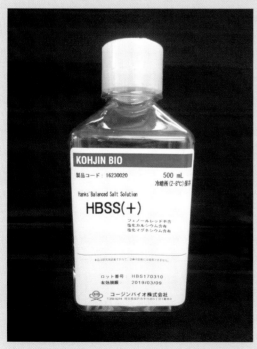

HBSS
（KOHJIN BIO制药）

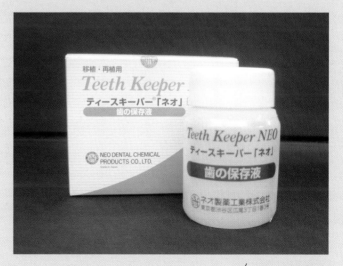

NEO保存液
（NEO制药工业）

作者简介

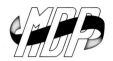

牛洼敏博

1963 年　大阪府に生まれる

1988 年　朝日大学歯学部卒業

1992 年　うしくぼ歯科開業

2001 年　東京医科歯科大学大学院医歯学総合研究科歯髄生物学教室修了

2002 年　日本歯内療法学会専門医

　　　　　American Association of Endodontists（アメリカ歯内療法学会）会員

2004 年　東京歯科大学歯内療法学教室専攻生

2008 年　ペンシルバニア大学歯内療法学教室

　　　　　インターナショナルエンドドンティックレジデントプログラム卒業

　　　　　大阪市内にて歯内療法専門医院開設

2011 年　東京歯科大学歯科保存学講座（歯内療法）　専攻生修了

2015 年　日本歯内療法学会指導医取得

　　　　　東京歯科大学歯科保存学講座（歯内療法）　歯学博士

2016 年　東京歯科大学　非常勤講師

PENN ENDO STUDY CLUB IN JAPAN メンター

日本歯内療法学会指導医、AAE 会員

藤本研修会エンドコースインストラクター

U'z デンタルクリニック

〒 556-0021　大阪市浪速区幸町 1-3-19　昭和綜合管理本社ビル 4 階

Tel. 06-6567-6181

译者简介

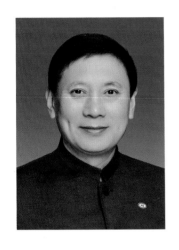

侯本祥，主任医师，教授，博士研究生导师。首都医科大学附属北京口腔医院口腔显微诊疗中心主任。中华口腔医学会副秘书长、科学研究部部长；中华口腔医学会牙体牙髓病学专业委员会副主任委员，中华口腔医学会口腔美学专业委员会副主任委员；国家执业医师资格考试口腔类别试题开发专家委员会委员；北京口腔医学会常务理事。主要从事牙体牙髓病临床、科研和教学工作，发表学术论文120余篇，主编专著1部、译著2部。参编本科生统编教材《牙体牙髓病学》第4～第6版，研究生教材《牙髓病学》；主持国家自然基金、北京市自然基金、北京市科学技术委员会等科研项目19项。荣获中国医师协会第二届中国医师奖，北京市卫生健康委员会第六届"首都十大健康卫士"称号。

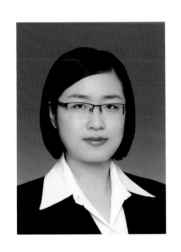

李米雪子，医学博士，毕业于北京大学口腔医学院。主治医师，现就职于首都医科大学附属北京口腔医院牙体牙髓科。临床从事牙体牙髓病诊疗工作，擅长牙体牙髓疑难病例的诊断和治疗设计、显微根管治疗与再治疗、显微根尖手术及数字化冠部修复等。研究方向包括根尖周病变与全身疾病的关系、全瓷材料的临床修复等，主持中华医学会青年临床研究项目1项，发表论文数篇。曾参与《根管治疗失败的真实原因》部分翻译工作。

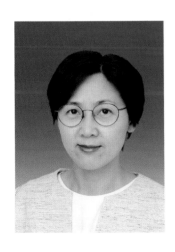

范金琪，口腔医学硕士，毕业于首都医科大学口腔医学院。主治医师，曾在首都医科大学附属北京口腔医院牙体牙髓科工作。现旅居日本东京。